家庭服务业规范化服务技能图解

护 工

人力资源社会保障部教材办公室组织编写

中国劳动社会保障出版社

图书在版编目（CIP）数据

护工/人力资源社会保障部教材办公室组织编写. --北京：中国劳动社会保障出版社，2020

（家庭服务业规范化服务技能图解）

ISBN 978-7-5167-4632-5

Ⅰ.①护… Ⅱ.①人… Ⅲ.①护理-图解 Ⅳ.①R472-64

中国版本图书馆 CIP 数据核字（2020）第173262号

中国劳动社会保障出版社出版发行

（北京市惠新东街1号　邮政编码：100029）

*

北京市艺辉印刷有限公司印刷装订　新华书店经销
787毫米×1092毫米　16开本　12印张　248千字
2020年9月第1版　2020年9月第1次印刷
定价：42.00元

读者服务部电话：（010）64929211/84209101/64921644

营销中心电话：（010）64962347

出版社网址：http://www.class.com.cn

版权专有　　侵权必究

如有印装差错，请与本社联系调换：（010）81211666
我社将与版权执法机关配合，大力打击盗印、销售和使用盗版图书活动，敬请广大读者协助举报，经查实将给予举报者奖励。

举报电话：（010）64954652

家庭服务业规范化服务技能图解
编 委 会

主　　编：马水学

编　　委：余红萍　马学锋　梅俊华　丁忠亮　邓文宏
　　　　　丁　欢　邬　骏　李　容　金加慧　刘凌君
　　　　　黄　伟　张望群　张洪英　刘春琴　匡　琳
　　　　　罗丽萍　陈美华　周立平

审　　核：滕宝红　匡仲潇

摄　　影：蒋　令

项目支持：

金贝贝国际母婴连锁机构

深圳市金贝贝母婴健康管理有限公司

深圳市贝贝乐母婴护理服务有限公司

深圳市贝贝康母婴护理服务有限公司

深圳市乐贝贝母婴护理服务有限公司

山西金贝贝母婴健康管理有限公司

杭州金贝贝母婴服务有限公司

深圳市贝嫂到家母婴科技有限公司

深圳市中经智库文化传播有限公司

Baby Show国际儿童摄影连锁机构

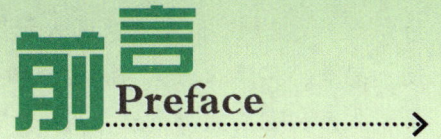

当前,中国特色社会主义已进入新时代,经济建设高速发展,人民生活不断改善,人民对美好生活的需要日益广泛。为了满足人民日益增长的美好生活需要,党中央、国务院陆续出台了《关于发展家庭服务业的指导意见》(国办发〔2010〕43号)、《关于加快发展养老服务业的若干意见》(国发〔2013〕35号)、《关于促进健康服务业发展的若干意见》(国发〔2013〕40号),部署推进相关产业发展,提出加强就业服务,加大人才培养和职业培训力度。这不仅是保障人民群众基本健康服务,共享改革发展成果,满足多样化、多层次服务需求,全面建成小康社会的迫切要求,也有利于扩大内需、增加就业,转变发展方式,有利于保障和改善民生,促进社会和谐,推进经济社会持续健康发展。

为了系统总结和推广各地的好经验、好做法,提升从业者的就业素质和技能水平,提升行业管理水平,从2010年开始我们陆续出版了"家庭服务业规范化服务就业培训指南"系列丛书,得到社会的广泛好评。丛书包括:《家庭服务员》《家艺师》《母婴护理员(月嫂)》《催乳师》《育婴师》《早教师》《养老护理员》《护工》《钟点工》《家庭营养师》《家庭服务业职业经理人》《儿童营养指导手册》《老人营养指导手册》《校外托管机构(午托班)管理》《家庭服务业疑难问题实战解答》,是当前国内涉及范围最广、内容最全面的家庭服务类职业培训教材。

随着科技的进步和人民生活方式的转变,人们的阅读习惯悄然发生了变化。为了满足读者的多元化需求,提升读者的阅读体验,我们在"家庭服务业规范化服务就业培训指南"系列丛书的基础上,选择其中一部分重新组织编写了"家庭服务业规范化服务技能图解"系列图书。本系列图书以现实岗位工作为核心，细化工作、分解过程、提供工具，以真人示范，力图为读者提供一个非常方便、易学、实用的职业培训教材和身边工具书。

本系列图书的特点是：

以技能为本。立足于岗位实际，开宗明义进行简单知识铺垫，马上手把手教授如何操作，全面、详细、真实、高效。

规范化、标准化。实现各项岗位技能的可操作性、可复制性，但又不失因地制宜的灵活性，读者可以在工作、生活中出现疑惑时现查现用。

实用适用。体例简明，操作性强，非常符合从业人员的实际需求，也方便需要此类服务的家庭成员自己学习使用。

人力资源社会保障部教材办公室

目录 Contents

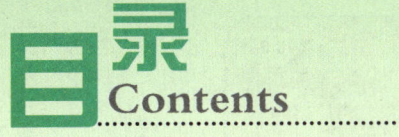

第一单元 清洁护理

模块一 清洁护理基础知识 2
 知识01：口腔护理常识 2
 知识02：头发护理的目的 3
 知识03：皮肤护理的目的 3
 知识04：会阴护理的目的 4
 知识05：晨晚间护理的目的 4
 知识06：褥疮的形成与易发部位 4

模块二 清洁护理技能要求 6
 技能01：病人口腔清洁护理 6
    相关链接　假牙的护理 9
 技能02：病人头发清洁护理 10
 技能03：病人皮肤清洁护理 14
 技能04：病床的清洁 16
 技能05：病人会阴清洁护理 18
 技能06：病人晨晚间护理 19
 技能07：褥疮的预防 19
    相关链接　护理卧床病人"六勤十避免" 21
 技能08：褥疮的护理 22

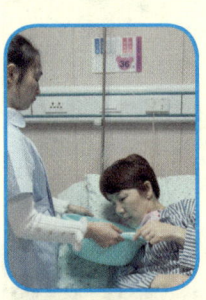

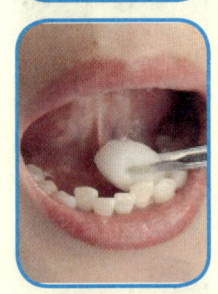

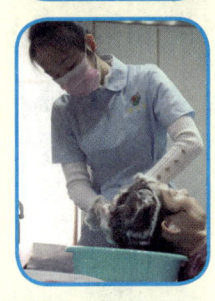

第二单元 饮食护理

模块一 饮食护理基础知识 26

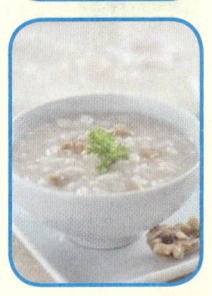

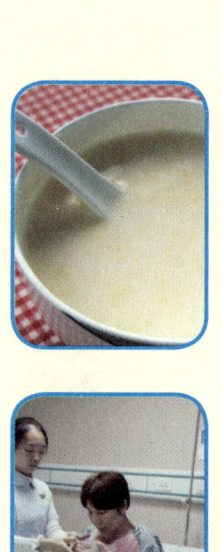
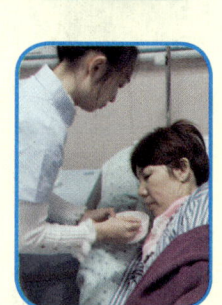

　　　　知识01：营养与饮食管理...26
　　　　知识02：医院膳食种类...27
　　　　知识03：影响消化吸收的因素...30
模块二　饮食护理技能要求...31
　　　　技能01：病人膳食制作...31
　　　　　　　相关链接　流质膳食制作举例.............................32
　　　　技能02：病人坐位用餐护理...33
　　　　技能03：病人卧位用餐护理...34
　　　　技能04：病人鼻饲护理...36
　　　　　　　相关链接　鼻饲护理的注意事项.........................37
　　　　技能05：脑中风者的饮食护理...37
　　　　　　　相关链接　脑中风患者食谱.................................38
　　　　技能06：糖尿病者的饮食护理...39
　　　　　　　相关链接　糖尿病患者食谱.................................41
　　　　技能07：老年痴呆者的饮食护理.....................................42
　　　　　　　相关链接　老年痴呆者的八大饮食禁忌.............43
　　　　技能08：帕金森症患者的饮食护理.................................44
　　　　　　　相关链接　帕金森症患者饮食注意事项.............45

第三单元　排泄护理

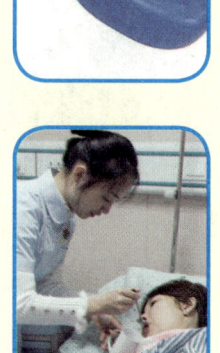

模块一　排泄护理基础知识...48
　　　　知识01：排泄护理的重要性...48
　　　　知识02：尿液的观察...48
　　　　知识03：排便的观察...49
模块二　排泄护理技能要求...50
　　　　技能01：卧床病人排尿护理...50
　　　　技能02：卧床病人排便护理...51
　　　　技能03：尿失禁病人护理...53
　　　　　　　相关链接　成人纸尿裤的使用方法.....................55
　　　　技能04：尿潴留病人护理...56
　　　　技能05：尿路感染病人护理...56
　　　　　　　相关链接　尿路感染的预防方法.........................58
　　　　技能06：排便失禁病人护理...59
　　　　技能07：便秘病人护理...60

　　　　　　　相关链接　便秘发生的常见原因 61
　　技能08：简易通便护理 62
　　技能09：人工通便护理 63
　　技能10：灌肠通便护理 63
　　技能11：腹泻病人护理 66
　　　　　　　相关链接　腹泻病人的饮食选择 67
　　技能12：肠胀气病人护理 68
　　技能13：二便标本采集 68

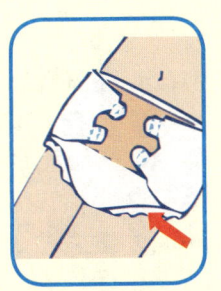

第四单元　生命体征观察与护理

模块一　生命体征观察与护理基础知识 72
　　知识01：体温计的种类 72
　　知识02：体温的观察 73
　　知识03：脉搏的观察 74
　　知识04：呼吸的观察 74
　　知识05：血压的观察 76

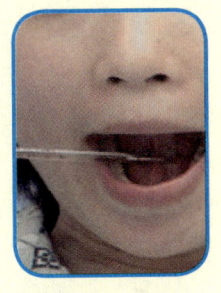

模块二　生命体征观察与护理技能要求 76
　　技能01：测量体温 76
　　　　　　　相关链接　水银体温计破损的处理措施 78
　　技能02：体温过高的护理 79
　　技能03：体温过低护理 82
　　技能04：测量脉搏、呼吸 83
　　技能05：异常脉搏的护理 84
　　技能06：异常呼吸的护理 84
　　技能07：测量血压 85
　　技能08：异常血压的护理 88
　　　　　　　相关链接　高血压常规护理方法 88

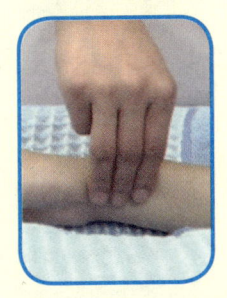

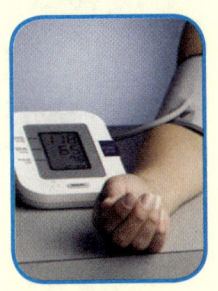

第五单元　卧位与安全护理

模块一　卧位与安全护理基础知识 92
　　知识01：常见的卧位姿势 92
　　知识02：卧位变换的目的 97
　　知识03：保护具的使用原则 98

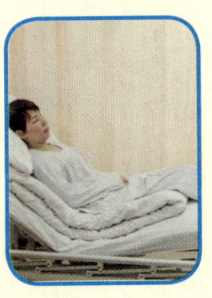

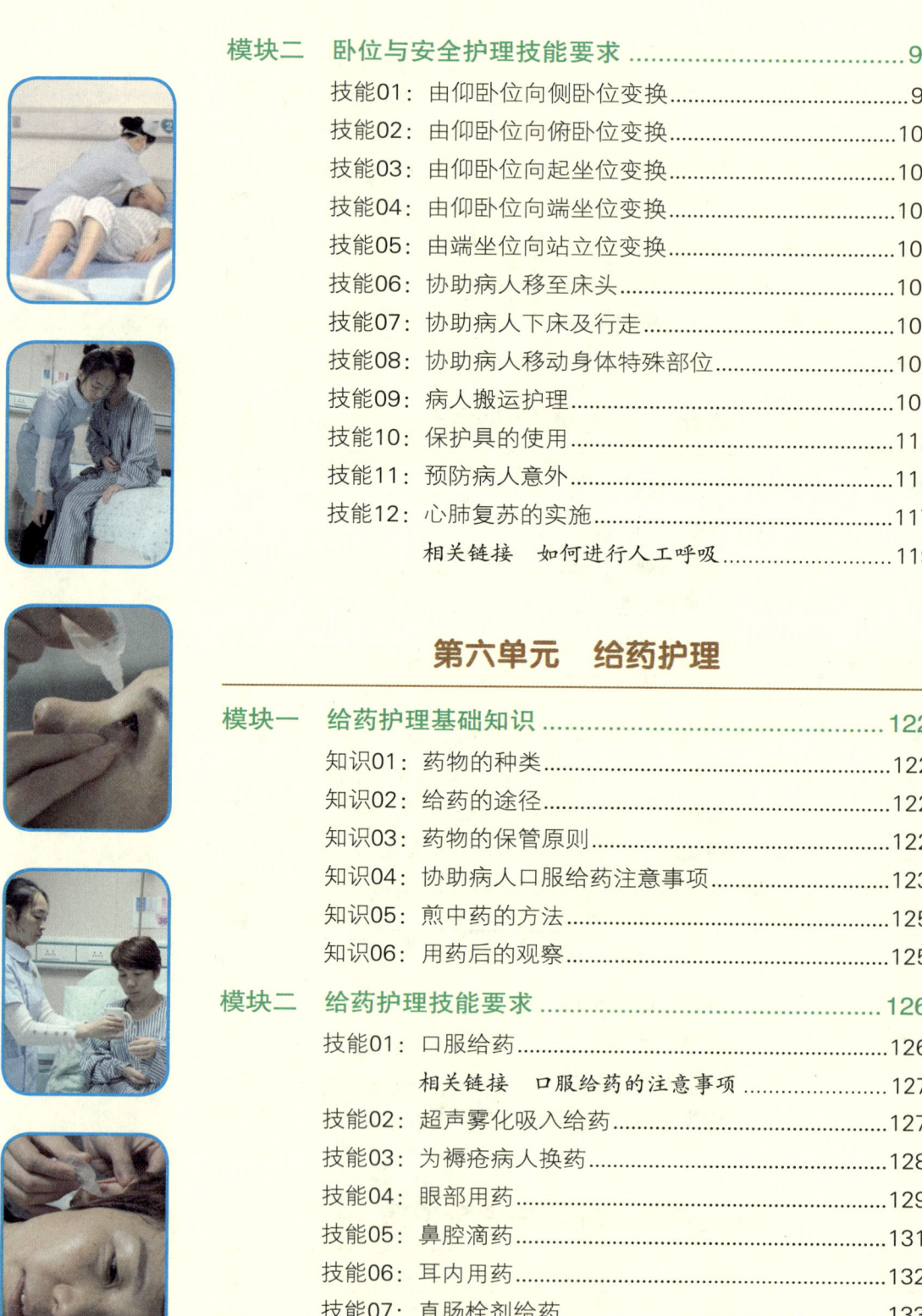

模块二 　卧位与安全护理技能要求 98
　　技能01：由仰卧位向侧卧位变换..............................98
　　技能02：由仰卧位向俯卧位变换............................100
　　技能03：由仰卧位向起坐位变换............................102
　　技能04：由仰卧位向端坐位变换............................103
　　技能05：由端坐位向站立位变换............................105
　　技能06：协助病人移至床头....................................106
　　技能07：协助病人下床及行走................................107
　　技能08：协助病人移动身体特殊部位....................108
　　技能09：病人搬运护理..108
　　技能10：保护具的使用..112
　　技能11：预防病人意外..115
　　技能12：心肺复苏的实施..117
　　　　　　相关链接　如何进行人工呼吸................119

第六单元　给药护理

模块一 　给药护理基础知识 122
　　知识01：药物的种类..122
　　知识02：给药的途径..122
　　知识03：药物的保管原则..122
　　知识04：协助病人口服给药注意事项....................123
　　知识05：煎中药的方法..125
　　知识06：用药后的观察..125

模块二 　给药护理技能要求 126
　　技能01：口服给药..126
　　　　　　相关链接　口服给药的注意事项............127
　　技能02：超声雾化吸入给药....................................127
　　技能03：为褥疮病人换药..128
　　技能04：眼部用药..129
　　技能05：鼻腔滴药..131
　　技能06：耳内用药..132
　　技能07：直肠栓剂给药..133
　　技能08：开塞露给药..134

第七单元　康复护理

模块一　康复护理基础知识 138
 知识01：康复护理的对象 138
 知识02：康复护理的目的 138
 知识03：康复护理的原则 138
 知识04：康复护理的环境要求 139

模块二　康复护理技能要求 140
 技能01：体位摆放护理 140
 技能02：体位变换护理 142
 技能03：吞咽能力训练 145
 技能04：排泄训练 146
 技能05：日常生活活动能力训练 148
 技能06：功能训练 153
 技能07：截肢康复护理 162
 技能08：慢性阻塞性肺病康复护理 164

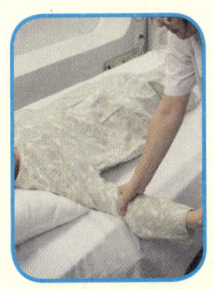
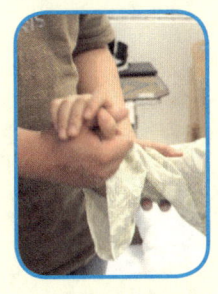

第八单元　临终关怀与护理

模块一　临终关怀与护理基础知识 168
 知识01：临终关怀的概念和意义 168
 知识02：临终关怀的对象和理念 168
 知识03：临终关怀的内容 168
 知识04：临终关怀的基本原则 169
 知识05：濒临死亡的体征状态 170

模块二　临终护理技能要求 171
 技能01：临终病房布置 171
 技能02：临终病人生理变化及护理 172
 技能03：临终病人心理变化及护理 173
 技能04：临终病人家属安抚及护理 175
 技能05：晚期癌症老人的临终护理 175
 技能06：尸体的护理 177
 技能07：丧亲者的护理 178

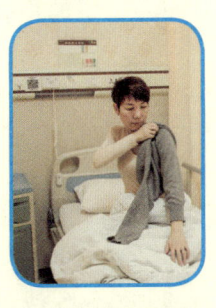
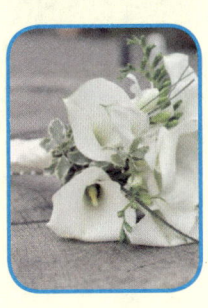

第一单元

清洁护理

· 清洁护理基础知识
· 清洁护理技能要求

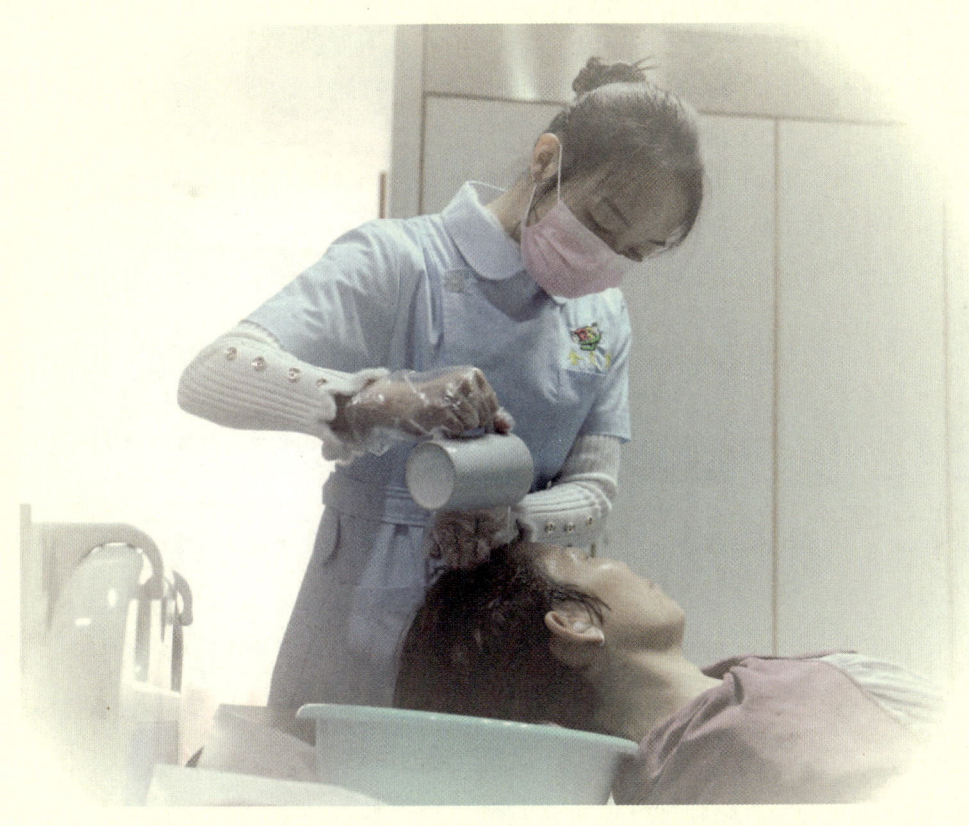

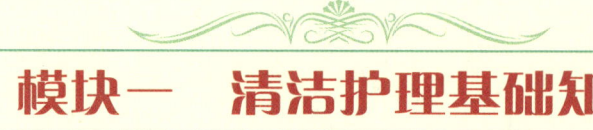

模块一 清洁护理基础知识

知识01：口腔护理常识

口腔是病原微生物侵入人体的主要途径之一。正常人口腔中有大量的细菌存在，其中有的是致病菌。当人体抵抗力降低，饮水、进食量少，咀嚼及舌的动作减少，唾液分泌不足，自洁作用受影响时，细菌便乘机在湿润、温暖的口腔中迅速繁殖，造成口腔炎症、溃疡、腮腺炎、中耳炎等疾患；甚至通过血液、淋巴，导致其他脏器感染，给全身带来危害；长期使用抗生素的病人，由于菌群失调又可诱发霉菌感染。所以，做好口腔护理对病人十分重要。

1. 口腔护理的适应证

口腔护理适用于以下病人：
（1）禁食、昏迷、高热病人。
（2）鼻饲病人。
（3）大手术后及口腔疾患病人。
（4）血液病、大剂量化疗和放疗病人。

2. 口腔护理的目的

对病人进行口腔护理的目的如下图所示。

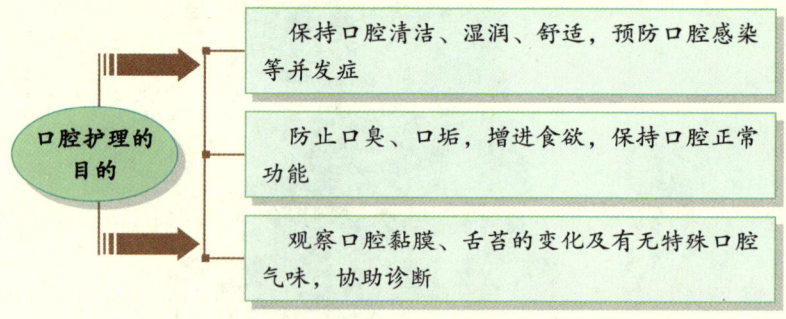

口腔护理的目的

3. 常用漱口溶液

（1）正常口腔用清水、生理盐水、朵贝氏液。

（2）口腔糜烂、口臭者用1%～3%过氧化氢溶液（遇有机物时放出氧分子，有防腐、防臭作用），2%～3%硼酸溶液（酸性防腐药，可改变细菌的酸碱平衡，起抑制细菌作用），0.02%呋喃西林（有广谱抗菌作用），以及甘草银花液等。

（3）酸中毒、霉菌感染者用1%～4%碳酸氢钠溶液（属碱性药，对霉菌有抑制作用）。

（4）绿脓杆菌感染者用0.1%醋酸溶液。

> 中西药制成的含漱消炎散、口洁净等，具有消炎止痛、防治口腔疾患的作用。

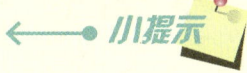
小提示

知识02：头发护理的目的

对病人头发进行护理的目的如下图所示。

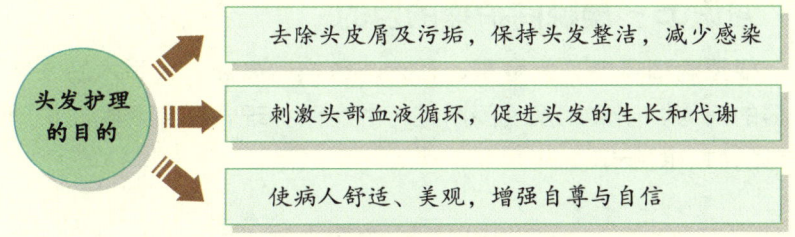

头发护理的目的
- 去除头皮屑及污垢，保持头发整洁，减少感染
- 刺激头部血液循环，促进头发的生长和代谢
- 使病人舒适、美观，增强自尊与自信

头发护理的目的

知识03：皮肤护理的目的

皮肤是抵御外界有害物质入侵的第一道屏障。长期卧床的病人由于疾病的影响，生活自理能力差，汗液中的盐分及含氮物质常存留在皮肤上，和皮脂、皮屑、灰尘、细菌结合黏附于皮肤表面，刺激皮肤使其抵抗力降低，易致各种感染。因此，应加强卧床病人的皮肤护理。

具体来说，对病人皮肤进行护理的目的如下图所示。

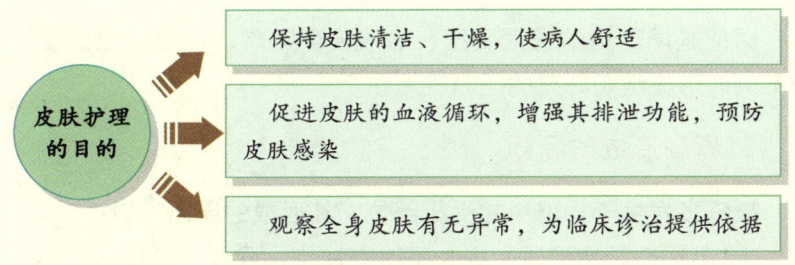

皮肤护理的目的
- 保持皮肤清洁、干燥，使病人舒适
- 促进皮肤的血液循环，增强其排泄功能，预防皮肤感染
- 观察全身皮肤有无异常，为临床诊治提供依据

皮肤护理的目的

知识04：会阴护理的目的

对于长期卧床、生活不能自理者，产后或术后留置导尿管者，会阴有伤口或患有急慢性外阴炎者，应于早、晚分别对其进行会阴清洁护理，其目的如下图所示。

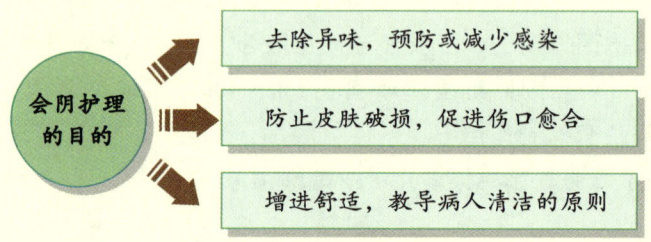

会阴护理的目的

知识05：晨晚间护理的目的

根据病情需要，为危重、昏迷、瘫痪、高热、大手术后或年老体弱的病人，于晨间及晚间所进行的生活护理，称为晨晚间护理，其目的如下图所示。

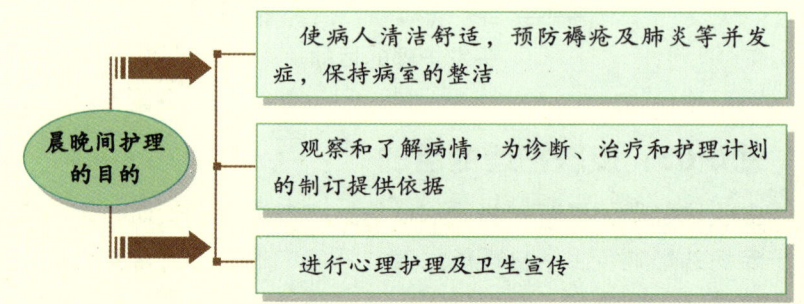

晨晚间护理的目的

知识06：褥疮的形成与易发部位

褥疮是局部组织长期受压、血液循环障碍、持续缺血缺氧、营养不良而形成组织坏死的压力性溃疡。

1. 褥疮形成的原因

褥疮多发生于骨骼突起受压部位，其形成的原因如下：
（1）局部长期受压，经久不改变体位，导致血液循环障碍而发生组织营养不良。多见于不正确的半坐卧位或坐位、瘫痪、昏迷、年老体弱、消瘦、水肿及手术后不能自己移动体位者。

（2）皮肤经常受潮湿及摩擦等物理因素的刺激，如有大量汗液、分泌物、呕吐物，大小便失禁，衣服不平整，床单褶皱有碎屑，翻身时拖拉，使用脱漆便器等，导致皮肤角质层受损，抵抗力降低。

（3）使用石膏绷带、夹板时，衬垫不当、松紧不适，致使局部组织血液循环障碍。

（4）全身营养不良或局部组织供血不足和防病能力降低，都易导致褥疮的发生，如长期发热等。

2. 褥疮的易发部位

褥疮发生在长期受压和缺乏脂肪组织、无肌肉包裹或肌肉较薄的骨隆突处，如枕骨粗隆、耳郭、肩胛部、脊椎体隆突处、髋部、髂嵴、骶尾部、坐骨结节、内外踝、足跟部等。

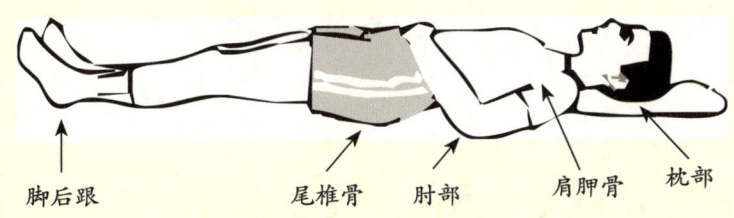

仰卧易生褥疮的部位

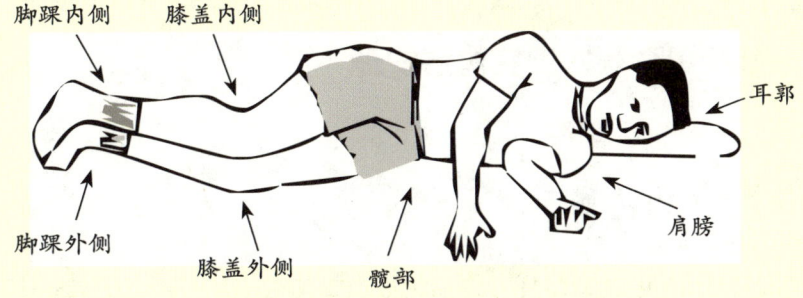

侧卧易生褥疮的部位

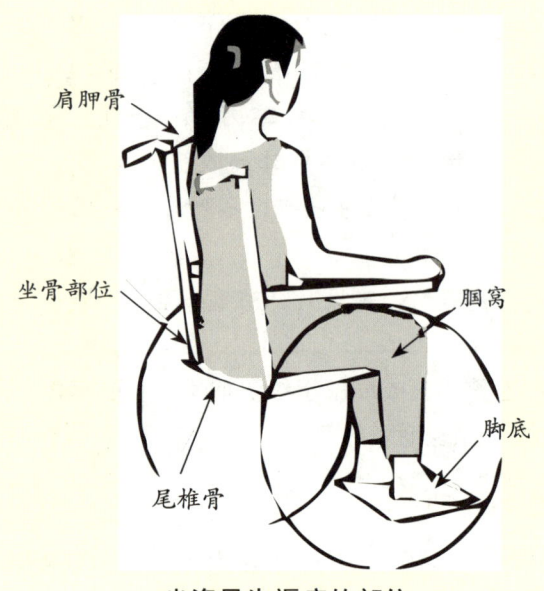

坐姿易生褥疮的部位

模块二　清洁护理技能要求

技能01：病人口腔清洁护理

1. 一般病人口腔护理

适用于不能起床的病人。
（1）准备用物
脸盆、毛巾、漱口杯（盛清水或漱口溶液）、牙刷、牙膏。
（2）操作步骤
　　抬高床头支架，使病人取斜坡卧位，也可侧卧或头偏向一侧。取病人的干毛巾围于颈下，脸盆放于旁边接取漱口污水，备好牙刷、牙膏、漱口水，让病人自己刷牙。护理员应指导刷牙方法，沿牙齿的纵向刷或用牙线剔牙。

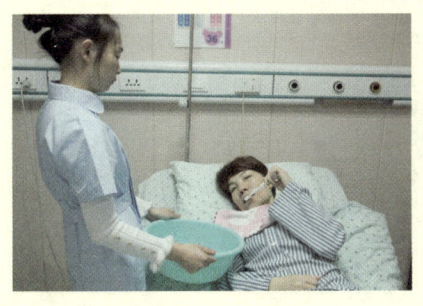
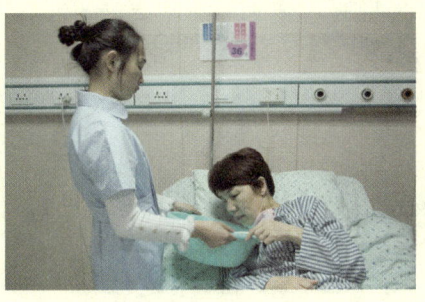

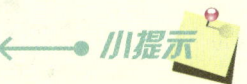

病情需要时可由护理员协助，刷牙后擦干面部，整理用物。

2. 重病人口腔护理

适用于高热、昏迷、危重、不能自主进食等生活不能自理的病人。

（1）准备用物

治疗盘（内盛换药碗、漱口溶液浸湿的棉球），压舌板1支，纱布1块，小茶壶或杯（内盛温开水），弯钳、弯盘、手电筒、毛巾、石蜡油、棉签、珠黄散或冰硼散、锡类散、漱口溶液，必要时备吸水管、注洗器、开口器等。

（2）操作步骤

1）备齐用物携至床旁，向病人解释，以取得合作。协助病人侧卧或头侧向右侧，颈下铺毛巾，弯盘置于颊旁，协助病人用温开水漱口。

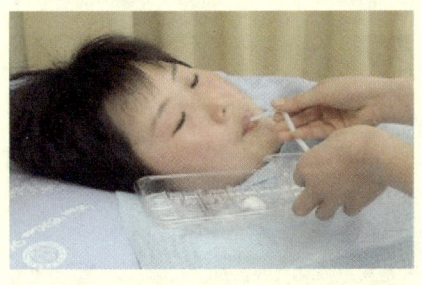
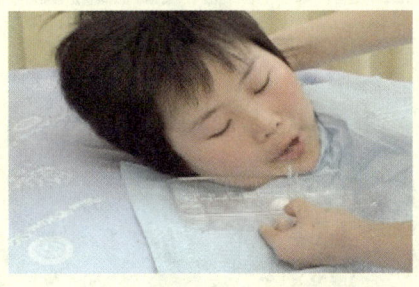

观察顺序为：唇、齿、颊、腭、舌、咽。

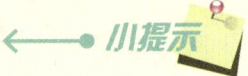

2）左手持压舌板分开面颊部，右手持手电筒观察口腔黏膜和舌苔情况，有假牙的取下假牙。

3）首先擦拭并湿润口唇，然后用弯钳夹持棉球，再用压舌板分开一侧颊部，依次清洁口腔。嘱病人咬合上下牙齿，先擦洗左侧外面，沿牙缝纵向由上至下，由臼齿擦至门牙，同法洗右侧外面。

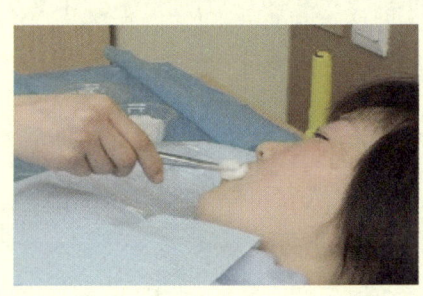
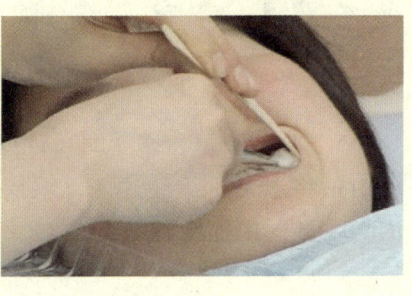

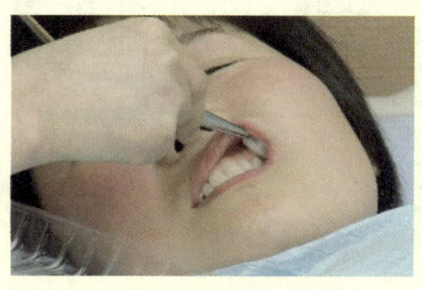 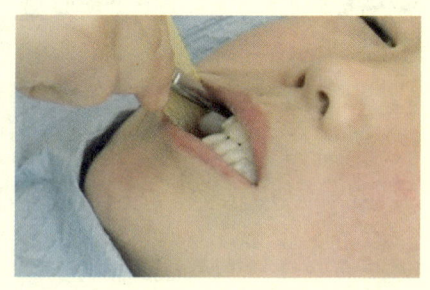

4）嘱病人张开上下齿，擦洗左侧上下内侧（咬合面）、右侧上下内侧（咬合面）、上腭及舌面，并弧形擦洗两侧颊部黏膜，每擦洗1个部位，更换1个湿棉球。舌苔厚或口腔分泌物过多时，用压舌板包裹纱布擦净分泌物。

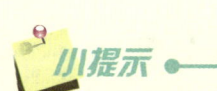

擦洗时，勿触及咽部，以免引起恶心。

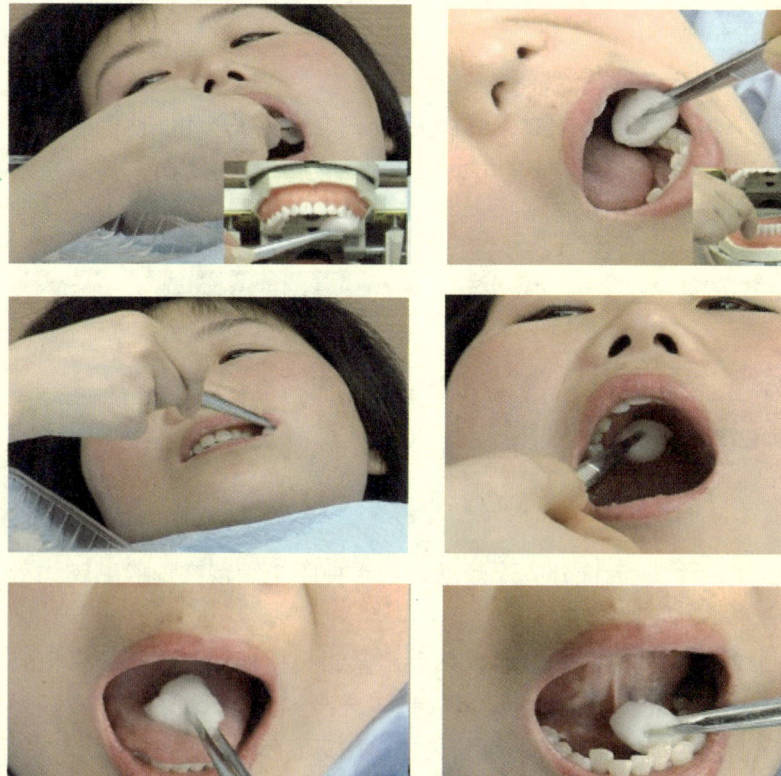

5）协助漱口，必要时可让病人用吸水管吸漱口液，或用注洗器沿口角将温开水缓缓注入，嘱病人漱口，然后再由下侧口角吸出，撤去弯盘，用纱布擦净口周。

6）再次观察口腔是否清洗干净，口腔黏膜如有溃疡，可用珠黄散或冰硼散、锡类散、西瓜霜等撒布溃疡处，口唇干裂可涂石蜡油。取下毛巾，整理用物，清洁消毒后备用。

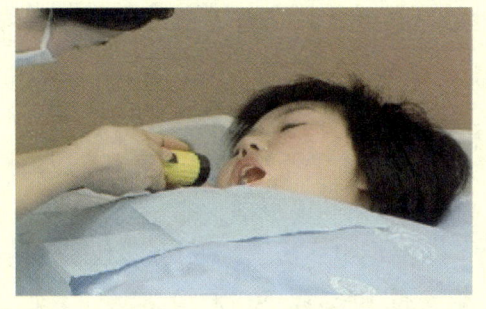

（3）注意事项

1）擦洗时动作要轻，以免损伤口腔黏膜。

2）昏迷病人忌漱口及注洗，擦洗时棉球不宜过湿，要夹紧防止遗留在口腔。发现病人喉部痰多时，要及时吸出。

3）对口腔秽臭的病人，除按上述方法进行口腔护理外，每日可用漱口水、中药藿香煎成的汤、口洁净、茶叶水等含漱半分钟后吐掉，一日多次漱口可除口臭，预防口腔炎症。

4）对神志不清者可用止血钳夹紧1块纱布，蘸生理盐水或其他漱口液，拧至半干，按口腔护理的顺序操作，以代替用棉球擦洗。

5）对长期应用抗生素者应观察口腔黏膜有无霉菌感染。

6）传染病人用物须按消毒隔离原则处理。

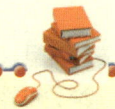 **相关链接**

假牙的护理

（1）假牙也会积聚食物碎屑，必须定时清洗。使用假牙者应白天持续佩戴，对增进咀嚼的功能、说话与保持面部形象均有利；晚间应卸下，可以减少对软组织与骨质的压力。卸下的假牙应浸泡在冷水中，以防遗失或损坏。不能自理者由护理员协助，操作前洗净双手，帮助病人取下上面的假牙，再取下面的假牙放在冷水杯中。

（2）用牙刷刷洗假牙的各面，用冷水冲洗干净，让病人漱口后戴上假牙。

（3）暂时不用的假牙，可泡于加盖冷水杯中，每日更换一次清水。不可将假牙泡在热水或酒精内，以免假牙变色、变形和老化。如遇假牙松动、脱落、破裂、折断，但未变形时，应将损坏的部件保存好。

技能02：病人头发清洁护理

1. 床上梳发

对于生活不能自理的病人，应由护理员协助梳发。

（1）准备用物

治疗巾、梳子、纸1张（包脱落的头发用），必要时准备发夹、橡皮圈或线绳，50%酒精。

（2）操作步骤

1）向病人作好解释，协助病人抬头，将治疗巾铺于枕头上，将头转向一侧。

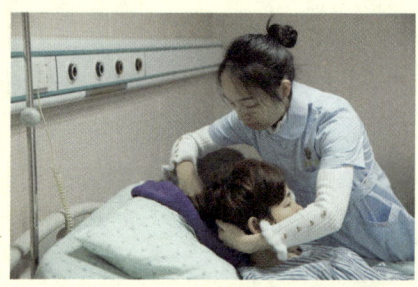

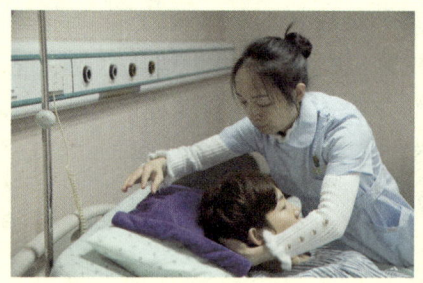 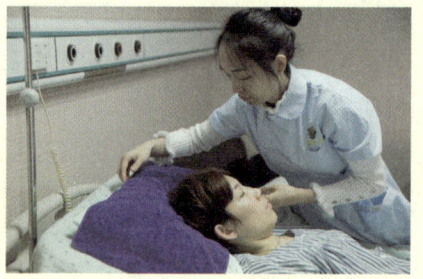

2）将头发从中间分为两股，左手握住一股头发，右手由发梢梳至发根。长发或遇有发结时，可将头发绕在食指上，以免拉得太紧，使病人感到疼痛。

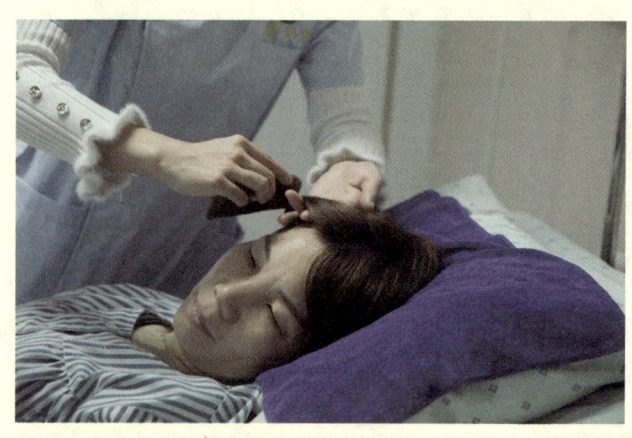

> 如头发已纠结成团，可用50%酒精润湿后再慢慢梳顺。

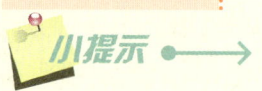

3）一侧梳好再梳对侧。长发可编成发辫，用橡皮圈结扎。

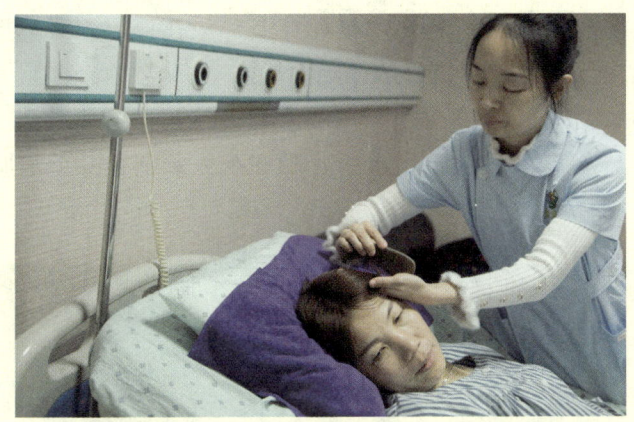

4）取下治疗巾，将脱落的头发缠紧包于纸中。整理用物，归还原位。

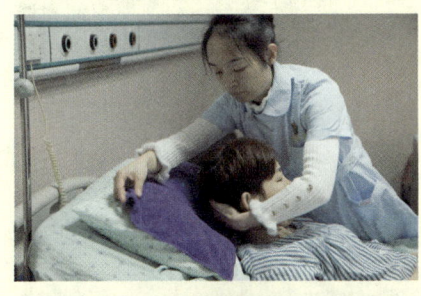
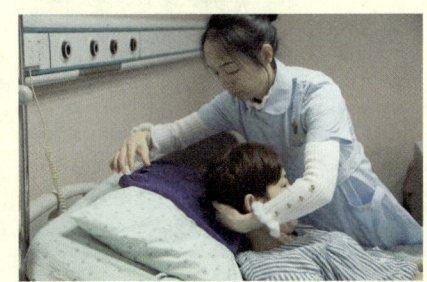
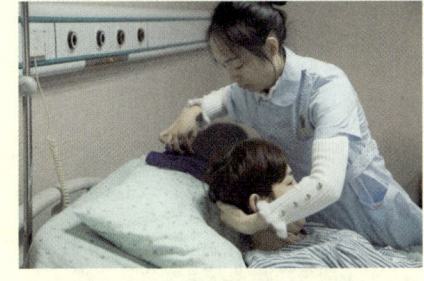
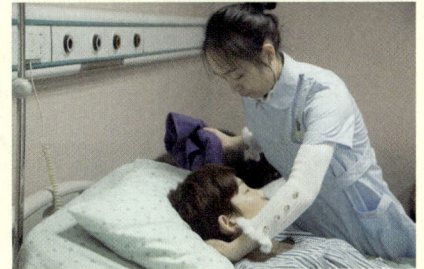

2. 床上洗头

应适时给病人洗头，增进头皮血液循环，除去污秽和脱落的头屑，预防和灭除虱虮，保持头发的清洁，使病人舒适。

（1）准备用物

脸盆、搪瓷杯2个，大、中、小毛巾各1条，橡皮单，纱布，棉球2个，洗发水或肥皂，梳子，内盛热水（40~45度）的水桶，污水桶。如用洗头车洗头时，应安装好各部件备用。

（2）操作步骤

1）备物至床旁，向病人作好解释，询问是否需要排便。根据季节关门窗，移开桌椅。将热水桶和搪瓷杯放在椅上，另一搪瓷杯扣放在脸盆内，杯底部用折好的小毛巾垫好（折成1/4大）。

2）病人仰卧，解开领扣，将橡皮单、大毛巾铺于枕头上，移枕头于肩下，将床头的大毛巾反折，围在病人颈部，头下放脸盆，将头部枕在扣杯上。

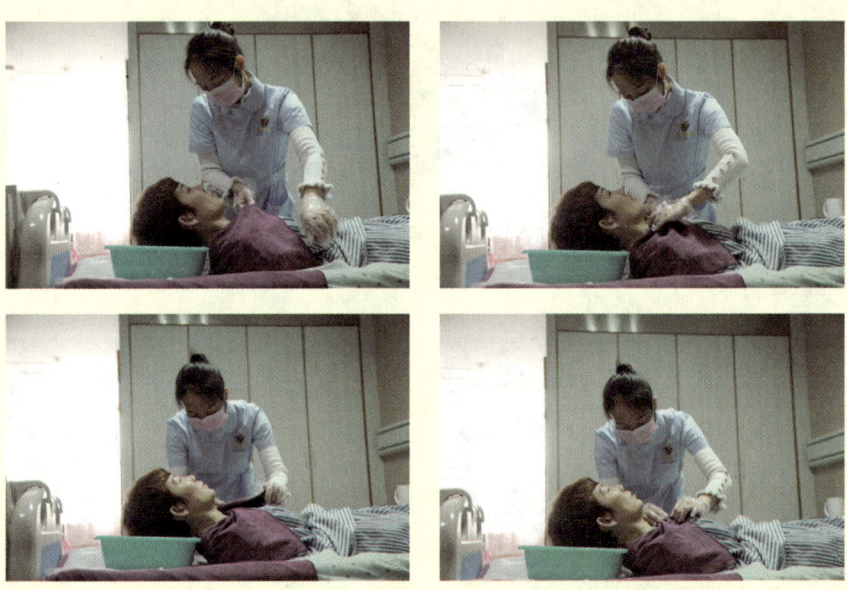

3）取下发夹，梳通头发，双耳塞棉球，用纱布盖病人双眼或嘱病人闭上双眼。

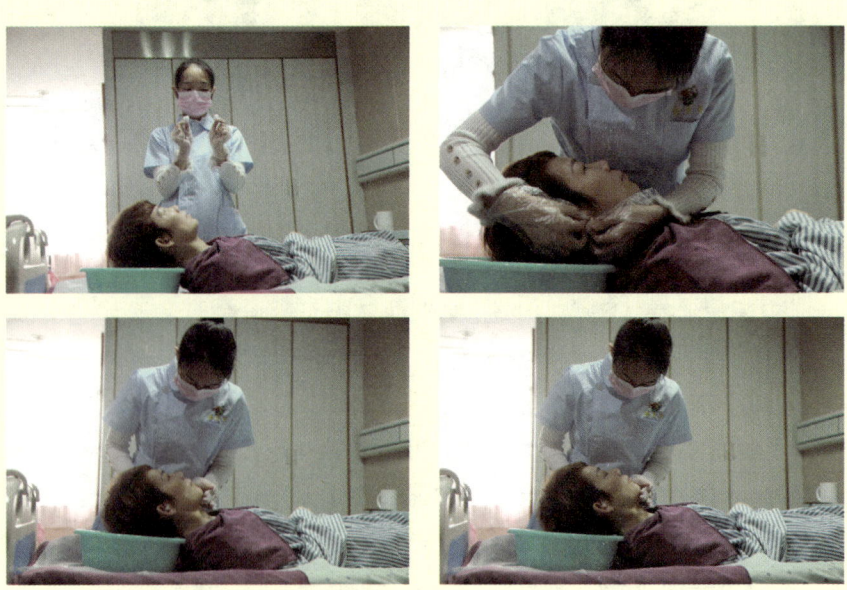

4）用水将头发浸湿，再用洗发水揉搓头发，按摩头皮，然后用热水边冲边揉搓。盆内污水过多时，用右手托起病人头部，左手将扣杯取出放于橡皮单上，将盆内污水倒净后，再使病人头部枕在扣杯上。

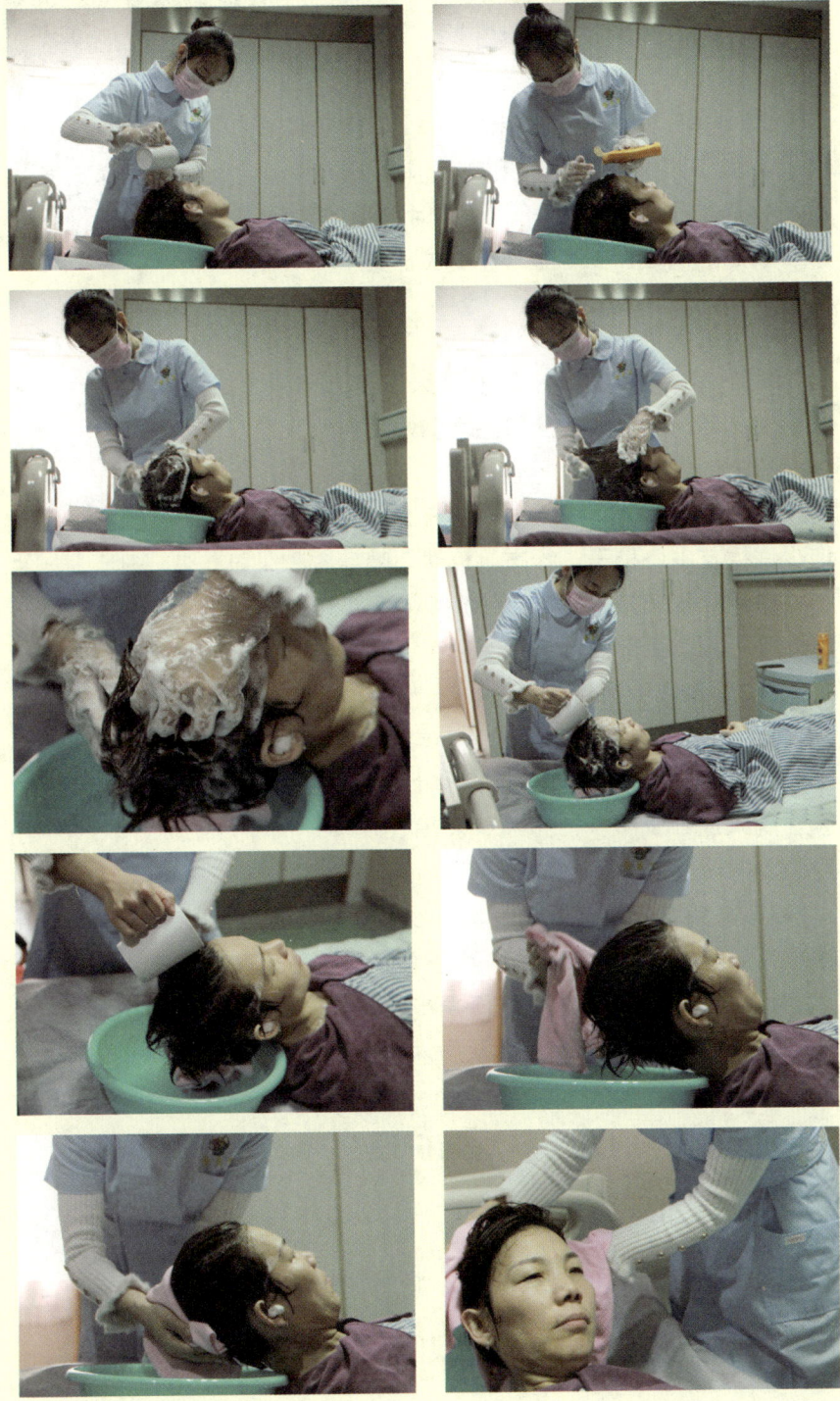

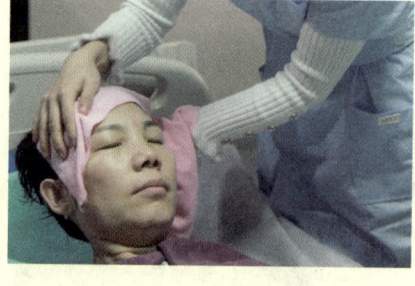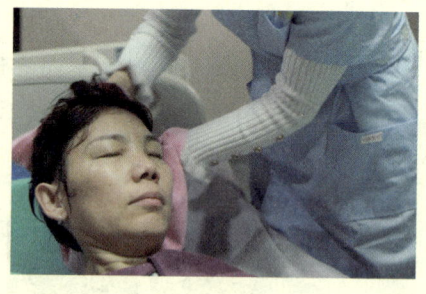

> **小提示**
> 身体虚弱不宜床上洗头者,可用酒精擦洗头发除去头屑和汗酸味,有止痒和使病人舒适的作用。

5)洗毕,取出脸盆,将肩下枕头移至头部,使病人头枕在大毛巾上。取下纱布、棉球,用热毛巾擦干面部,用大毛巾轻揉头发、擦干,用梳子梳顺、散开,必要时可用电吹风吹干头发。长发者可予以编辫。清理用物,整理床单位。

3. 灭头虱与虮卵

> **小提示**
> 掉落的头发,应用纸包好烧毁,以预防传染病的传播。

发现病人有头虱,应及时杀灭。若为男病人或病儿,应动员剃去头发;若为女病人,应将头发剪短后再行灭虱。

(1)准备用物

治疗巾2块,橡皮单,帽子或三角巾,小毛巾,别针,篦子(齿内嵌少许棉花),梳子,纱布,棉球,隔离衣和灭虱药液,凡士林。

常用灭虱药液:①20%百部酊(百部30克浸泡于50%酒精中24小时即可);②百部煎剂(百部30克,加水500毫升,煮30分钟)。

(2)操作步骤

1)穿隔离衣,备物至床旁,向病人解释后进行灭虱。

2)将橡皮单及治疗巾铺于枕上,小毛巾围于颈部,另一治疗巾盖住病人肩部及被头。梳通头发后在发际一周涂凡士林,以纱布盖双眼,棉球塞住外耳道口。

3)将头发分为若干小股,用纱布蘸灭虱药液,顺序擦头发,用帽子或三角巾严密包裹头发,取下纱布、棉球,整理消毒用物。

4)24小时后打开帽子或三角巾,用篦子去除死虱和虮卵。

5)洗头,更换床上用物及病人衣裤,进行消毒处理。

技能03:病人皮肤清洁护理

1. 盆浴和淋浴

适用于全身情况良好的病人,怀孕7个月以上的孕妇禁止盆浴。

(1)准备用物

脸盆、肥皂、浴巾,毛巾2条,拖鞋,清洁衣裤。

（2）操作步骤

1）携带用物送病人进浴室，关闭门窗，调节室温在22～24度。

2）向病人交代有关事项，如调节水温的方法、呼叫铃的应用，不宜用湿手接触电源开关，贵重物品如手表、钱包、饰物等应代为存放。

3）了解病人入浴时间，如时间过久应予询问，以防发生意外。若遇病人发生晕厥，应立即抬出，平卧、保暖，并配合医生共同处理。

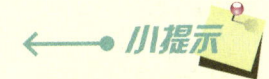

浴室不宜闩门，以便发生意外时及时入内。

（3）注意事项

1）饭后须过1小时才能进行沐浴，以免影响消化。

2）水温不宜太热，室温不宜太高，时间不宜过长，以免发生晕厥或烫伤等意外情况。

2. 床上擦浴法

适用于病情较重、生活不能自理的病人。

（1）准备用物

同盆浴。另备一桶热水（水温47～50度，并根据年龄、季节、生活习惯增减水温），污水桶，清洁被单，50%酒精，小剪刀。

（2）操作步骤

1）备齐用物携至床旁，向病人作好解释。必要时关门窗，以屏风遮挡病人。热水桶、污水桶放于床旁，移开桌椅，备好脸盆、水、毛巾、肥皂。如病情许可，放平床上支架。

2）将浴巾铺于颈前，松开领扣，先为病人洗脸、颈部。将毛巾缠于手上，依次擦洗眼、额、鼻翼、面颊部、嘴部、耳后直至下颌及颈部。

3）协助病人侧卧洗双手。脱下上衣（先近侧后远侧，如有外伤则先健肢后患肢），在擦洗部位下面铺上大毛巾，按顺序先擦洗两上肢。

4）换热水后擦洗胸腹部，协助病人侧卧背向护理员，依次擦洗颈、背部。

5）协助病人穿上衣，脱下裤子，更换清水及毛巾后，再依次擦洗会阴部、臀部及两下肢至踝部。

6）将病人两膝屈起，浴巾铺于床尾，泡洗双脚，洗净擦干，协助穿裤。

7）需要时修剪指（趾）甲，梳头，更换床单。骨突部位用50%酒精按摩，防止褥疮的发生。清理用物，归还原处。

（3）注意事项

1）动作要轻稳、敏捷，防止受凉。

2）掌握用毛巾擦洗的步骤：先用涂肥皂的湿毛巾擦洗，再用湿毛巾擦净肥皂泡沫，最后用浴巾擦干。在擦洗过程中用力要适当，根据情况更换清水（水温要适宜），腋窝及腹股沟等皮肤皱褶处应擦洗干净。

3）注意观察病情及全身皮肤情况，如出现寒战、面色苍白、脉速等，应立即停止操作。

3. 床上沐浴法

适用于夏季卧床的病人，不适用于年老体弱者。

（1）准备用物

同盆浴，另备塑料水槽。

（2）操作步骤

1）将用物携至床旁，向病人作好解释。

2）将水槽放于病人身下，然后充气，使四周挺起一槽形盆，放入40度左右温水。床边围屏风，协助病人脱去衣裤后沐浴。

3）洗净后打开下端的排水孔排出污水，再塞住排水孔换水冲净后排尽污水。擦干全身，撤去水槽，更换清洁衣裤，整理床单元。

还有用聚乙烯塑料布制成的床上浴盆，由盆体、充气枕头、充气阀、排水阀、塑料管等组成。充气后形状为橡皮船形，体积小、操作简便。

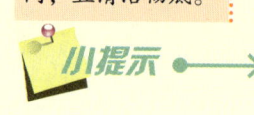

此法节省人力与时间，且清洁彻底。

技能04：病床的清洁

为了使床平整、舒适，预防褥疮，保持病室的整洁美观，应适时做好病床的清洁。

1. 床铺整理

（1）准备用物

床刷、毛巾袋套或扫床巾。为防止交叉感染，采用一床一消毒巾湿扫法。

（2）操作步骤

1）携用物至床旁，向病人作好解释，了解病人的需要，酌情关门窗，移开床旁桌椅。如病情许可，放平床头及床尾，便于彻底清扫。

2）协助病人侧卧于床的对侧（先移枕后移病人），松开近侧各层单,先扫净中单、橡皮中单,并搭在病人身上,再从床头至床尾扫净大单上的渣屑,注意将枕下及病人身下各层彻底扫净。需要时整理褥垫,最后将大单、橡皮中单、中单逐层拉平铺好,将病人移至近侧,护理员转至对侧以上法逐层清扫并拉平铺好。

3）使病人平卧,整理盖被,把棉胎和被套拉平,叠成被筒,为病人盖好。取出枕头扫净、揉松后置于病人头下。

4）支起床上支架,移回床旁桌椅,整理床单元,保持病室中床旁桌、椅、病床放置规范化。清理用物,取下床刷上的毛巾袋套或扫床巾,洗净后消毒备用。

2. 更换床单

（1）准备用物

大单、中单,橡皮中单,被套（反面在外）、枕套,床刷、毛巾袋套或扫床巾。

（2）操作步骤

1）给卧床不起、病情允许翻身侧卧的病人更换床单

①备物至床旁,向病人作好解释。酌情关好门窗,移开床旁桌椅,按需要协助病人排便。病情许可时,放平床上支架。清洁被服按顺序放椅上。

②协助病人侧卧,枕头与病人一起移向护理员对侧。

③松开近侧各单,将中单卷入病人身下,扫净橡皮中单搭于病人身上。再将大单卷入身下,扫净褥垫,铺清洁大单,中缝与床中线对齐,一半塞于病人身下。近侧的半幅大单自床头、床尾、中间先后展平拉紧,折成斜角塞入床垫下。放平橡皮中单,铺清洁中单,连同橡皮中单一起塞入床垫下。

④协助病人仰卧于清洁单上,转至对侧松开各层单,撤出污中单系于床尾床栏当作污袋。扫净橡皮中单,拉清洁中单一起搭于病人身上。将污大单卷至床尾撤出投入污袋,扫净褥垫,依次将清洁大单、橡皮中单、清洁中单逐层拉平铺好。

⑤协助病人仰卧,撤除污被套（解开被套端带子,将尾端拉向被头,将棉胎拉下,不翻转,以免身体接触棉胎）,将清洁被套铺在棉胎上,封口端与被头平齐,从床尾端向床头翻转拉平,系被尾带子,叠成被筒为病人盖好。

⑥一手托起病人头部,另一手迅速取出枕头,取下污枕套,扫净枕芯,换清洁枕套,置于病人头下。

⑦一手托起病人取舒适卧位,移回床旁桌椅,清理用物,归还

原处。

2）给不能翻身侧卧的病人更换床单

①备物至床旁，向病人作好解释。酌情关好门窗，移开床旁桌椅，按需要协助病人排便。病情许可时，放平床上支架。将清洁被服按顺序放椅上。

②一手托起病人头部，另一手取出枕头，放于床尾椅上，松开大单、中单、橡皮中单，横卷成筒状，将污大单卷至肩下。

③将清洁大单横卷成筒状铺床头，中线对齐，铺好床头大单，然后抬起病人上半身，将各层污单从床头卷至病人臀下，同时将清洁大单拉至臀部。

④放下病人上半身，抬起臀部，迅速撤出各层污单，将清洁大单拉至床尾，拉平铺好。

⑤先铺好一侧清洁中单及橡皮中单，余下半幅塞于病人身下，转至对侧以同法铺好。

⑥更换被套、枕套等同上法。

（3）注意事项

1）动作要轻稳、敏捷，不过多翻动和暴露病人，以免使病人疲劳及受凉。

2）注意观察病情及病人的皮肤有无异常改变，带引流管的病人要防止管子扭曲受压或脱落。

技能05：病人会阴清洁护理

1. 准备用物

擦洗用具、医用棉球、橡胶单、便盆、一次性清洁手套。

2. 为男病人清洁步骤

（1）携用物至床旁，向病人作好解释。

（2）让病人取仰卧位，为其遮盖会阴部及腿部。

（3）护理员戴上清洁手套，一手提起病人阴茎，一手用棉球擦洗。擦洗顺序为：阴茎头部→阴茎体→阴囊→肛门。

（4）帮病人穿好衣裤，整理用物。

3. 为女病人清洁步骤

（1）携用物至床旁，向病人作好解释。

（2）让病人取仰卧位，为其遮盖会阴部及腿部。

（3）铺橡胶单，放置便盆。
（4）清洗病人会阴部。
（5）撤用物，为病人穿好衣裤。
（6）整理床单位，清理用物。

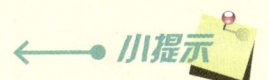

应先清洁尿道口周围，后擦洗肛门。每擦拭一处均需更换棉球，避免交叉感染。

技能06：病人晨晚间护理

1. 晨间护理

（1）准备用物

梳洗用具，口腔护理、褥疮护理的用物，50%酒精或红花油，床刷、消毒的毛巾袋套或扫床巾（一床一巾），清洁衣裤，床单等。

（2）操作步骤

1）备齐用物携至床旁，酌情关门窗，遮挡病人，协助排便，留取标本，更换引流瓶。

2）放平床上支架，进行口腔护理，洗脸、洗手，帮助病人梳头。

3）协助病人翻身，检查皮肤受压情况。擦洗背部后，用50%酒精或红花油按摩骨突处，为病人叩背，用空心掌从肩胛下角向上拍打，使黏性分泌物顺利排出。

4）整理病床，可酌情更换床单及衣裤，注意观察病情，整理床单位，协助病人进早餐，记录输入排出量。

2. 晚间护理

（1）准备用物

同晨间护理。

（2）操作步骤

1）备齐用物携至床旁，协助病人漱口（口腔护理），洗脸、洗手。擦洗背臀，热水泡脚，为女病人清洁会阴部。

2）进行预防褥疮的护理，整理床单位。必要时协助排便，将便器放于易取处，用物归位，做好护理记录。

技能07：褥疮的预防

控制褥疮发生的关键是预防，措施落实即可避免褥疮的发生，减少病人的痛苦，提高疗效。

1. 避免局部组织长期受压

（1）经常更换体位，使骨骼突出部位交替地减轻压迫。鼓励和协助长期卧床的病人常翻身，每2小时翻身1次，必要时每小时翻身1次，建立床头翻身记录卡。

小提示

翻身时尽量将病人身体抬起，避免拖、拉、推，以防擦伤皮肤。

（2）保护骨隆突处和支持身体空隙。病人体位安置妥当后，可在身体空隙处垫软枕或海绵垫，酌情在骨隆突处和易受压部位垫橡胶气圈、棉圈、水袋，使受压部位悬空。必要时可用护架抬高盖被，以避免局部受压。

（3）使用石膏、夹板或其他矫形器械者，衬垫应松紧适度（松则易移动，起不到固定作用；紧则影响血液循环），尤其要注意骨隆突处，应仔细观察局部和肢端皮湿的变化情况，重视病人的主诉，及时调整。

2. 避免局部受刺激

（1）保持床铺清洁、平整、无皱褶、干燥、无碎屑。

（2）有大小便失禁、呕吐、出汗者，应及时擦洗干净，衣服、被单随湿随换；伤口若有分泌物，要及时更换敷料，不可让病人直接卧于橡皮单上。

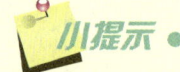

小提示

必要时可在便器边缘垫上纸或布垫，以防擦伤皮肤。

（3）使用便器时，应选择无破损便器，抬起病人腰骶部，不要强拖硬拉。

3. 促进血液循环

经常进行温水擦浴、局部按摩，定时用50%酒精或红花油按摩全背或受压处，达到通经活络、促进血液循环、改善局部营养状况、增强皮肤抵抗力的作用。

（1）全背按摩

协助病人俯卧或侧卧，露出背部，先以热水进行擦洗，再将少许药液倒入手掌内进行按摩。按摩者斜站在病人右侧，左腿弯曲在前，右腿伸直在后，从病人臀部上方开始，沿脊柱旁向上按摩（力量要足够刺激肌肉组织）。至肩部时，手法稍轻，转向下至腰部止，此时左腿伸直，右腿弯曲，如此反复有节奏地按摩数次。再用拇指指腹由骶尾部开始沿脊柱按摩至第5颈椎处。

（2）局部按摩

蘸少许50%酒精，以手掌的大小鱼际部位紧贴皮肤，做压力均匀的向心方向按摩，由轻到重，由重到轻，每次15分钟。如局部已出现褥疮的早期症状，按摩时不要在该处加重压力，可用拇指指腹以环形动作由近褥疮处向外按摩。

4. 改善营养状况

长期卧床或病重者，应注意全身营养，根据病情给予高蛋白、高维生素膳食。不能进食者给予鼻饲，必要时需加支持疗法，如补液、输血、静脉滴注高营养物质等，以增强抵抗力及组织修复能力。

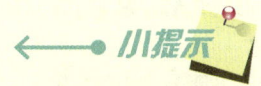

> **小提示**
>
> 也可使用电动按摩器为病人按摩。使用时持按摩器，根据不同部位，选择适用的按摩头，紧贴病人皮肤进行按摩。

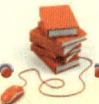

相关链接

护理卧床病人"六勤十避免"

褥疮不仅给患者带来痛苦，在治疗过程中给患者与家属造成很大的经济负担，而且常因久治不愈给医疗护理带来巨大的压力。因此，在护理病人时要做到"六勤十避免"。

1. "六勤"

（1）勤擦洗：汗多及大小便失禁时要随时清理，擦洗时动作要轻柔。

（2）勤翻身：通常情况下，护理员至少应每2小时为患者更换一次体位，并在骨隆突处放置软枕等支撑物，以减少局部受压。

（3）勤观察：经常查看皮肤有无压红、水疱、破溃等现象，使压疮能尽早得到治疗与护理，以免进一步恶化。

（4）勤整理：保证床单、衣物平整，以免皱褶处损伤皮肤。

（5）勤锻炼：对于长期卧床、无自主活动能力的患者，护理员应每日对其进行肢体被动锻炼，尽可能维持关节的活动性和肌肉张力，促进肢体和皮肤的血液循环。

（6）勤更换：保持床单元、被套及衣物的清洁干燥是预防褥疮的重要措施，要做到随湿随换。

2. "十避免"

（1）避免过度按摩受压部位

因按摩力度或时间掌握不当，可能会加重损伤、造成皮肤破溃。对于卧床患者应给予肢体的被动锻炼，而不是按摩患处皮肤。如果患者受压部位已出现发红或水疱，则更不能进行按摩。

（2）避免过度清洁皮肤

很多患者家属为了防止褥疮发生，过度清洁皮肤，导致皮肤的防御能力降低。正确的做法是：使用32～34度温水清洗皮肤；如需使用皂液，建议选择弱酸性或中性皂液，每天使用一次即可。这是因为皂液会使皮肤外层的保护性角化组织脱落，降低皮肤的防御能力。

(3) 避免使用粉剂使皮肤干燥

很多患者家属给患者清洁后，用爽身粉涂满患者全身。但是使用爽身粉等粉剂、酒精等消毒剂擦拭皮肤会堵塞毛孔，对皮肤健康不利，不建议使用。

(4) 避免用环形防护垫"减压"

很多人错误地以为使足跟悬空，就可以预防褥疮。其实正确的做法应该是将枕头或泡沫垫放在小腿下，使足跟抬起，令整条腿的重量沿小腿分散，完全解除足跟部的压力，以免出现高压区域，特别是跟腱处。

(5) 避免重局部轻全身

在临床上，部分患者以为局部使用好的药物就能促进褥疮愈合。实际上褥疮的治疗是一个系统工程，需要综合调理、整体干预，只有全身状态好了，褥疮才能更快愈合。

(6) 避免患处自行涂药

很多褥疮患者就诊时，伤口上常涂满了各种草药或药粉等异物，不仅不利于观察伤口情况，也会增加伤口感染的风险。

(7) 避免自行使用抗生素

部分患者家属以为使用抗生素可以抗感染，实际用药不当可能导致病菌耐药，增加治疗难度。如需使用抗生素，应在医生指导下使用。

(8) 避免暴露伤口使其结痂

很多人认为褥疮结痂即是愈合，实际上痂下愈合很容易形成痂下积液感染。正确的做法应该是对伤口进行清创并包扎，使其湿性愈合。

(9) 避免使用烤灯

很多患者家属使用烤灯促进伤口愈合。实际上，烤灯会增加局部组织的耗氧量，加速组织坏死，褥疮患者应避免使用。

(10) 避免翻身拖拽病人

护理卧床患者是个长期的工作，很多时候只有一个人照护，因此单人翻身时，应先将身体抬起，再挪动位置，避免拖、拉、推等动作，以防皮肤损伤。护理员最好制定翻身时间表，并做好记录，以避免忘记。

技能08：褥疮的护理

根据褥疮的发展过程及轻重程度不同，可将其分为三期，护理方法也各不相同。

1. 淤血红润期

此期表现为局部皮肤受压或受潮湿刺激后，出现红、肿、热、麻木或触痛，有的无肿热反应。

此期护理应采取积极措施，使之悬空，防止局部继续受压；避免摩擦、潮湿等刺激，保持局部干燥，增加翻身次数。

小提示

在此阶段的褥疮若及时处理，可于数天内好转。

2. 炎性浸润期

如果红肿部继续受压，血液循环得不到改善，受压表面肤色转为紫红，皮肤因水肿变薄而出现水疱，此时极易破溃，露出潮湿红润的创面。

此期护理重点是保护皮肤，避免感染。除继续加强上述措施外，对未破的小水疱应减少摩擦，防止感染，让其自行吸收；对大水疱用无菌注射器抽出水疱内液体（不剪表面）后，表面涂以2%碘酒，或用红外线照射，每次15分钟，保持创面干燥。

3. 溃疡期

静脉血液回流受到严重阻碍，局部淤血致血栓形成，组织缺血缺氧。轻者浅层组织感染，脓液流出，溃疡形成；重者坏死组织发黑，脓性分泌物增多，有臭味。感染向周围及深部扩展，可达骨骼，甚至引起败血症。

此期应清洁创面、祛腐生新、促其愈合，根据伤口情况给予相应处理。

（1）药物治疗

1）涂碘酊。碘酊具有使组织脱水、促进创面干燥、软化硬结构的作用。将碘酊涂于创面，用烤灯照射10分钟（或电吹风吹干），每日2次。

2）多抗甲素液湿敷。多抗甲素能刺激机体的免疫细胞增强免疫功能，促进创面组织修复。对创面较大者，先用生理盐水清创，然后用红外线灯照射20分钟，创面干燥后用多抗甲素液湿敷，再用红外线灯照射10分钟，最后用灭菌紫草油纱布覆盖。对渗出液多者，每日换药3次。

3）灭滴灵湿敷。灭滴灵对杀灭厌氧菌有特效，并能扩张血管，增强血液循环。用此药冲洗后，湿敷创面，加红外线灯照射20分钟，每日4次。

（2）物理疗法

1）鸡蛋内膜敷盖。新鲜鸡蛋内膜含有一种溶菌酶，能分解异种生物的细胞壁，杀灭活体，起消炎、杀菌的作用。将鸡蛋内膜平整紧贴于创面上，加红外线灯照射10分钟，每日更换1次。

2）白糖敷盖。白糖的高渗环境可破坏细菌生长，减轻伤口水肿，有利于肉芽生长，促进伤口愈合。清创后，将食用白糖散于创面上，盖以无菌纱布。

3）氧疗。利用纯氧抑制创面厌氧菌的生长，提高创面组织中氧的供应量，改善局部组织代谢。氧气流吹干创面后，形成薄痂，利于愈合。方法如下：

用塑料袋罩住创面，固定牢靠，通过一小孔向袋内吹氧，氧流量为5～6升／分钟，每次15分钟，每日2次。治疗完毕，创面盖以无菌纱布或暴露均可。对分泌物较多的创面，可在湿化瓶内放75%酒精，使氧气通过湿化瓶时带出一部分酒精，可以抑制细菌生长、减少分泌物、加速创面愈合。

（3）中药疗法

将桉树叶制成的烧伤粉用生理盐水调成糊状，加地塞米松5毫克涂于褥疮创面，每日2次。

（4）外科手术

对大面积、深达骨质的褥疮，上述保守治疗不理想时，可采用外科治疗加速愈合，如手术修刮引流、清除坏死组织、植皮修补缺损等。

> 采用手术修复可缩短褥疮的病程，减轻痛苦，提高治愈率。

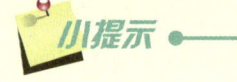

第二单元

饮食护理

· 饮食护理基础知识
· 饮食护理技能要求

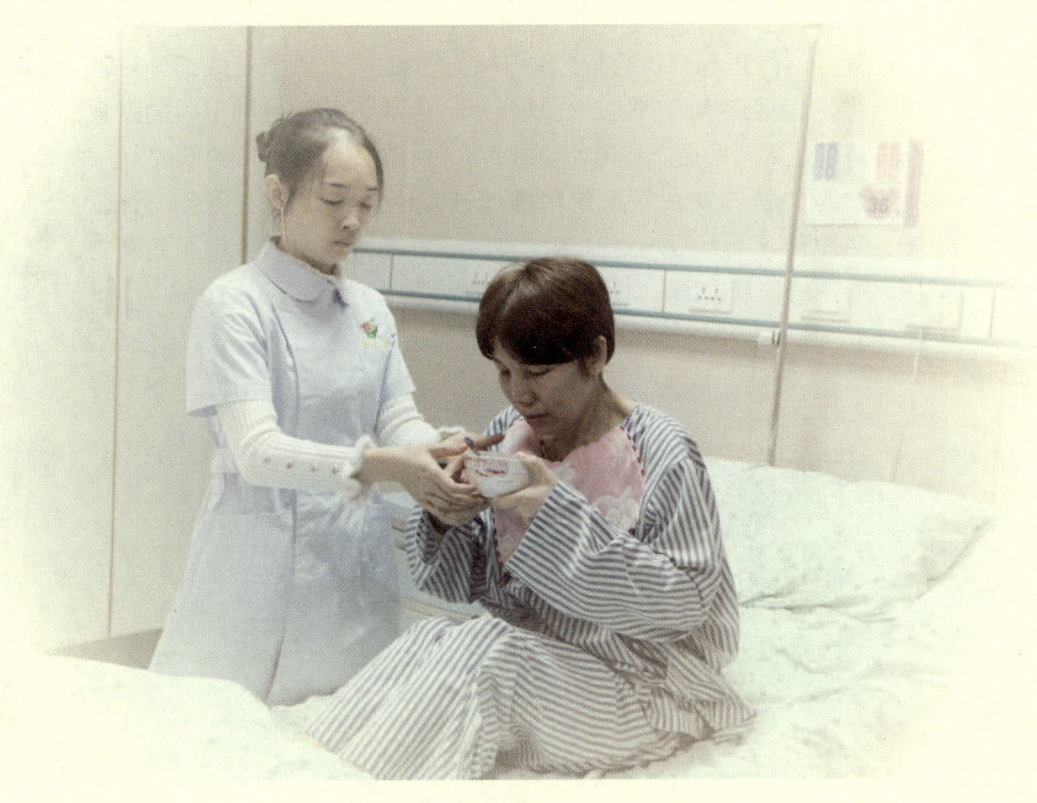

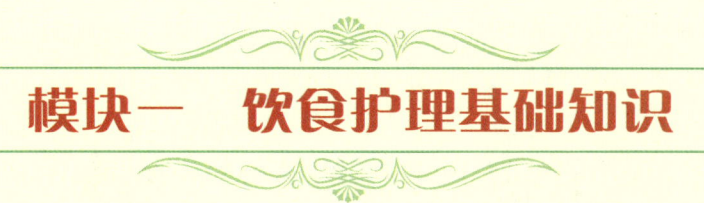

模块一 饮食护理基础知识

知识01：营养与饮食管理

营养是指机体摄取、消化、吸收和利用食物中的营养物质以维持生命活动的综合过程。合理的营养能够保证人体正常发育，维持生命与健康，提高机体的抵抗力和免疫能力，适应各种环境条件下的机体需要，对疾病的预防和治疗起着重要作用。而对于医院的病人来说，由于疾病原因各异，病情轻重不同，病人的消化吸收功能有别于正常人，所以必须按不同病情和治疗需要供给不同的饮食，做到既符合病情需要，又满足机体康复对营养的要求以及符合食品卫生条件，这是病人营养与饮食管理的目标。

1. 营养治疗的重要性

营养治疗是现代综合治疗中不可缺少的一个重要组成部分。营养治疗是根据疾病的病理、生理特点，给病人制定各种不同的膳食配方，以达到辅助治疗及辅助诊断的目的，借以增强机体的抵抗力。

合理的营养饮食，不仅营养成分齐全，配比恰当，色、香、味、形俱佳，而且可增进病人的食欲，在病人恢复健康中起到药物所起不到的作用。因此，利用营养治疗可达到下图所示的目的。

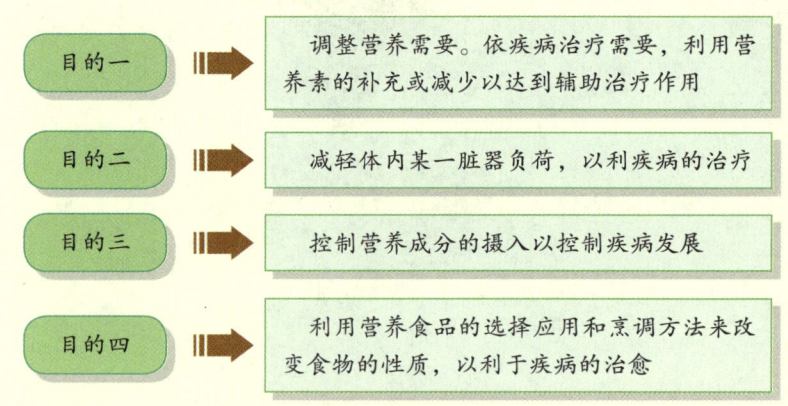

营养治疗的目的

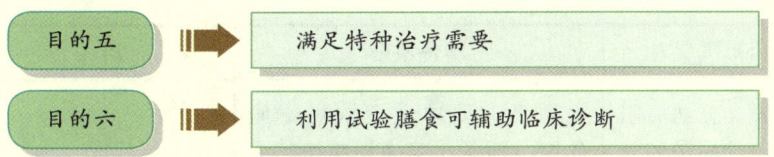

营养治疗的目的（续图）

2. 营养治疗的原则

给病人进行营养治疗，须遵循以下原则：

（1）膳食的配制

必须符合营养要求、治疗原则及食品卫生条件。全日膳食的分配比例要恰当，以早餐占全日总热量的25%～30%，午餐占40%～50%，晚餐占30%～35%为宜。两餐间隔4～5小时。

（2）烹调方法

必须使饭、菜的色、香、味、形俱佳，品种多样，以促进食欲，有助消化吸收。

（3）治疗膳食的要求

既要达到符合营养治疗原则，也不可忽视维持机体营养的需要。作好膳食指导，使患者自觉地配合营养治疗。

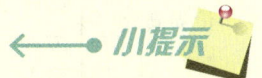

小提示

注意季节的变换。夏季饭菜口味应清淡爽口，避免过于油腻；冬季饭菜口味以稍浓厚为宜。

（4）特殊情况下的膳食要求

凡因治疗或检查需要严格控制热能时，饮食要称重，并嘱患者卧床休息，减少活动，避免发生低血糖等。

知识02：医院膳食种类

医院的膳食种类很多，通常可分为三大类，即基本膳食、治疗膳食和试验膳食。

1. 基本膳食

基本膳食的分类如下表所示。

基本膳食的分类

种类	适用范围	膳食原则	用法
普通膳食	病情较轻，无发热和消化道疾患，疾病恢复期不必限制饮食者	营养素平衡，美味可口，易消化、无刺激性的一般食物均可采用。但油煎、胀气食物及刺激性调味品应限制	每日3次，每日总热量在9.2～10.88兆焦（2 200～2 600千卡）

续表

种类	适用范围	膳食原则	用法
软质膳食	消化不良、低热、咀嚼不便，老幼病员和处于术后恢复期阶段病人	同上，要求主食软烂，如软饭、面条；菜肉均应切碎煮烂，易于咀嚼消化	同上
半流质膳食	发热、体弱、消化道疾患，口腔疾病，咀嚼不便，术后和消化不良等病人	少食多餐，无刺激性，易于咀嚼及吞咽；纤维素含量少，营养丰富；食物呈半流质状，如粥、面条、蒸鸡蛋、肉末、豆腐、碎菜叶等	每日5次，每日总热量在6.276~8.368兆焦（1 500~2 000千卡）
流质膳食	病情严重，高热、吞咽困难、口腔疾患，术后和急性消化道疾患等病人	流质食物，如乳类、豆浆、米汤、稀藕粉、肉汁、菜汁、果汁等。因所含热量及营养素不足，故只能短期食用	每日6~7次，3小时1次，每次200~300毫升，每日总热量在5.02~5.86兆焦（1 200~1 400千卡）

2. 治疗膳食

治疗膳食是指在基本膳食的基础上，根据病情的需要，适当调整总热量和某些营养素，以达到辅助治疗的一种膳食。常用的治疗膳食为"三高、四低、一少、一无"，具体如下表所示。

常用治疗膳食的分类

种类	适用范围	膳食原则及用法
高热量膳食	用于热量消耗较高的患者，如甲状腺功能亢进、高热、大面积烧伤者、产妇等	在基本膳食的基础上加餐2次，可进食牛奶、豆浆、鸡蛋、蛋糕、奶油、巧克力等。总热量约为3 000千卡
高蛋白膳食	长期消耗性疾病，如结核病、恶性肿瘤、甲亢、营养不良、严重贫血、大面积烧伤、肾病综合征、低蛋白血症等病人	增加蛋白质含量丰富的食物，如肉、鱼、蛋、豆制品等动植物蛋白。成人每日蛋白质摄入总量不超过120克，总热量为2 500~3 000千卡
高纤维素膳食	便秘、肥胖、高脂血症、糖尿病等病人	选择含纤维多的食物，如韭菜、芹菜、粗粮、豆类。成人摄入纤维量>30克/天

续表

种类	适用范围	膳食原则及用法
低蛋白膳食	限制蛋白质摄入者，如急性肾炎、尿毒症、肝昏迷等病人	维持正常热量供给，可多补充蔬菜和含糖高的食物。成人蛋白质摄入总量在40克/天以下，视病情需要也可20～30克/天。肾功能不全者应多摄入动物性蛋白，忌用豆制品；肝昏迷者应以植物性蛋白为主
低脂肪膳食	肝、胆、胰脏器疾病，高脂血症、动脉硬化、冠心病、肥胖症及腹泻等病人	食物清淡、少油，禁食肥肉、蛋黄、动物脑。高脂血症及动脉硬化病人不必限制植物油（椰子油除外）。成人脂肪摄入总量<50克/天，肝、胆、胰脏器疾病患者<40克/天，尤其要限制动物脂肪的摄入
低胆固醇膳食	高胆固醇血症、高脂血症、动脉硬化、冠心病、高血压等病人	少油，禁用含胆固醇高的食物，食物中少用动物内脏、饱和脂肪酸、动物脑、鱼子、蛋黄等。成人胆固醇的摄入量<300毫克/天
低盐膳食	心脏病、急慢性肾炎、肝硬化腹水、先兆子痫、高血压及各种原因所致的水钠潴留等病人	成人每日进食盐量<2克（含钠0.8克），不包括食物内自然含钠量。禁食腌制品，如香肠、咸肉、皮蛋等
少渣膳食	伤寒、痢疾、腹泻、肛门疾病、食管静脉曲张等病人	纤维含量少，如豆类、嫩豆腐等
无盐低钠膳食	同低盐膳食的适用范围，特别是水肿较重者	除烹调时不放食盐外，还需控制摄入食物中自然含钠量（<0.5克/天），并应禁用含钠药物，如含碱食品（馒头、油条）、挂面、汽水等

3. 试验膳食

试验膳食也称诊断膳食，是指在临床诊断、临床治疗的过程中，用来配合某些特殊功能检查的膳食。常见的试验膳食有以下几种：

（1）潜血试验膳食

该膳食用于配合大便潜血试验，以了解消化道出血情况。试验前3天禁食肉类、动物血、蛋黄、含铁剂药物及大量绿色蔬菜，可食蛋白、豆制品、菜花、面条、马铃薯等。

（2）甲状腺摄碘131试验膳食

该膳食用于甲状腺摄碘131测定及碘131治疗甲状腺功能亢进的

病人。检查或治疗前1个月，禁食海带、紫菜、海藻等含碘食物。

（3）内生肌酐清除率试验膳食

该膳食用于测定肾小球滤过功能的病人。检查前3天均素食，禁食肉类、鱼类、鸡类等食物。

小提示

试验期间不要饮茶和咖啡。

（4）胆囊造影试验膳食

该膳食用于慢性胆囊炎、胆石症病人，怀疑有胆囊疾病者，配合检查胆囊及胆管功能。其食用原则及方法如下：

1）造影前一天，禁食高脂肪、高蛋白膳食，使胆汁排空。通常脂肪量不低于50克，临床上常用50克左右的油煎荷包蛋2只。

2）造影前一晚，进纯碳水化合物少渣饮食，目的是减少胆汁分泌。可选用粥、藕粉、面包、馒头、果酱、果汁等。

3）造影当日免早餐，定时拍片，观察胆囊的显影情况。如果显影满意可让病人进食上述的高脂肪、高蛋白膳食，拍片观察胆囊的收缩情况。

知识03：影响消化吸收的因素

一般来说，影响病人消化吸收的因素有以下几种：

（1）食物的色、香、味

美味的食物能刺激消化液的分泌，增进食欲。因此，只要不违反医疗原则，尽量照顾病人的口味，调换食物的种类及烹调方法，做到食物多样化，色、香、味俱全。

（2）病人的情绪

强烈的情绪，可抑制消化机能，如兴奋、忧虑、恐惧、疼痛等。医务人员应以满腔热情对待病人，消除其顾虑，解除其心理压力，使病人以愉快的情绪进食。

（3）进食时的环境

病室清洁、空气流通、湿度适宜、无臭味、食具清洁，均可提高病人的食欲和增强消化机能。反之，污秽的环境，过高或过低的气温，不洁的食具均会影响病人的食欲，影响消化和吸收。

一日三次餐是我国人民的饮食习惯，但流质饮食因每次量少且在胃内停留时间短，故进餐的次数应适当增多。

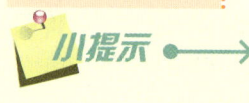
小提示

（4）进食的规律

无规律的进食会使消化机能失调。必须建立有规律的饮食制度，以利于病人食物的消化和吸收。

模块二　饮食护理技能要求

技能01：病人膳食制作

1. 半流质膳食

半流质膳食是一种介于软饭与流质之间的膳食，它比软饭更易咀嚼和便于消化，纤维质的含量极少，含有足够的蛋白质和热量。常见的半流质食物有肉松粥、汤面、馄饨、肉末、菜泥、蛋糕、小汤包子等。

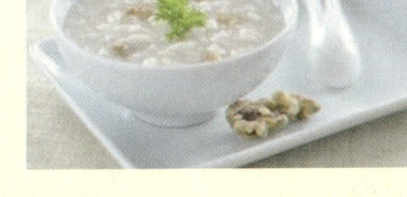

制作基本要求如下表所示。

半流质膳食的制作要求

序号	类别	具体要求
1	肉类	要选择瘦嫩猪肉，先煮烂再切碎或剁成肉泥，制成小肉丸食用。鸡肉可制成鸡丝或肉泥，动物肝脏可制成碎片
2	水产品	虾类可食用虾仁或将虾剁碎制成虾球；鱼类可切成片或剁成泥状，制成软烧鱼块或余鱼丸
3	蛋类	除不宜用油煎、炸之外，其他如蒸蛋羹、卧蛋、炒鸡蛋、蛋花汤等均可食用
4	乳类及其制品	乳酪、牛奶、奶油、黄油及蛋糕等均可直接食用
5	豆类	宜制成豆浆、豆腐脑、豆腐、豆腐干等食用
6	水果及蔬菜	须制成鲜果汁、菜汁、水果冻、蔬菜冻等，还可食用少量的碎嫩菜叶

2. 流质膳食

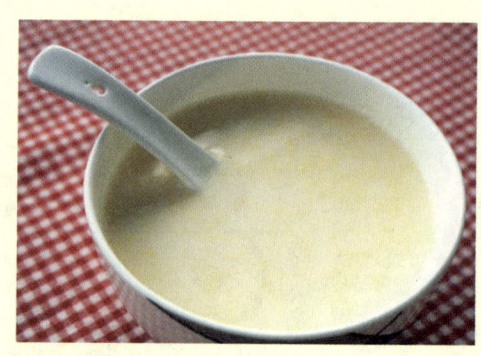

流质食物呈液体状，易吞咽、消化，如乳类、豆浆、米汤、稀藕粉、肉汁、菜汁、果汁等。因所含热量和营养素不足，只能短期食用。

可用食物包括：

（1）米面类：米汤，各类米面糊，如芝麻糊、枣泥糊、杏仁茶、核桃酪、油炒面及过箩的花生酪等。

（2）汤类：排骨汤、牛肉汤、鸡汤、肝泥汤、过箩菜汤、番茄汁等。

（3）豆类：豆浆、嫩豆腐脑、过箩绿豆汤、赤豆汤等。

（4）乳类：牛奶、牛奶冲蛋花、牛奶蒸蛋、牛奶可可、冰淇淋、杏仁豆腐、奶油、奶酪等。

（5）饮料：果汁、水果冻、菜水、麦乳精等。

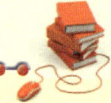 **相关链接**

流质膳食制作举例

1. 可经口喂食流质膳食

原料：鸡蛋1个，瘦肉50克，猪肝50克，干黄豆30克，大米20克，胡萝卜100克，青菜100克，全脂奶粉60克，白糖80克，香油5毫升，食盐5克，水600毫升。

营养成分：热量约1 300千卡，蛋白质约55克，脂肪约40克。

制作方法：

（1）鸡蛋、瘦肉、猪肝、干黄豆、大米、胡萝卜、青菜（可多配置几种）先煮熟，然后用粉碎机将煮好的食物搅打成较稠且均匀的液体状食物。

（2）再与余下的原料一起搅拌均匀，煮开分次食用。病人可根据自己的喜好调成不同的口味。

2. 鼻饲流质膳食

原料：鸡蛋1个，瘦肉50克，猪肝50克，干黄豆30克，大米20克，胡萝卜100克，青菜100克，全脂奶粉60克，白糖80克，香油5毫升，食盐5克，水600毫升。

营养成分：热量约1 123千卡，蛋白质约52克，脂肪约36克。

制作方法：

(1)鸡蛋、瘦肉、猪肝、干黄豆、大米、胡萝卜先煮熟，然后用粉碎机将煮好的食物搅打成较稠且均匀的液体状食物。

(2)青菜（可多配置几种）加水先做成菜汁，过滤去渣后同其他原料一起搅碎，再次过滤去渣，煮开分次食用。

技能02：病人坐位用餐护理

1. 准备工作

餐前要准备好以下物品：汤匙、叉子、筷子、茶杯、围巾、毛巾、防滑垫、防水布、痰盂。

2. 操作步骤

（1）开窗换空气，调好室内温度。

（2）整理床铺，收拾床头柜和餐桌，摆好餐具、防滑垫、防水布等。

（3）就餐前先帮助病人排泄、洗手以及漱口。

（4）为病人系上围巾。

（5）确认饭菜的温度是否适宜，如太热，先放一会儿，以免饭菜过热，发生烫伤。

（6）扶病人坐起来，如果病人能自己进食，最好让病人自己吃；如果病人不能自己进食，就要给病人喂食。

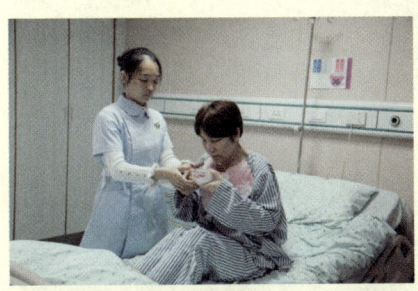
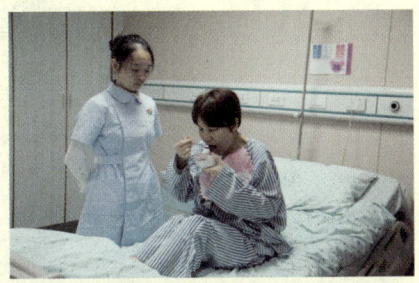
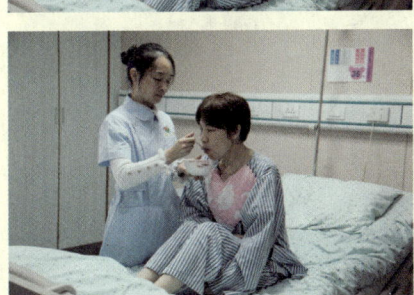
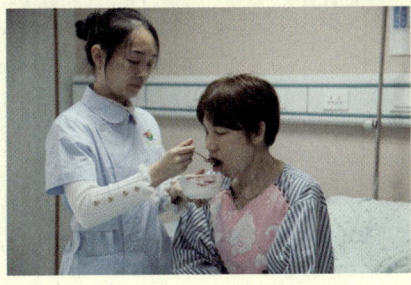

（7）收拾碗筷后，协助病人漱口，撤餐具。

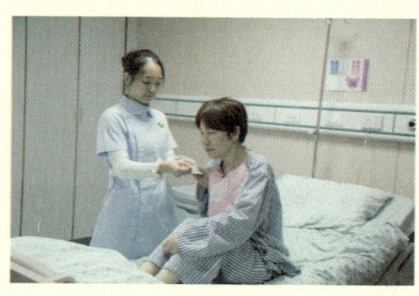 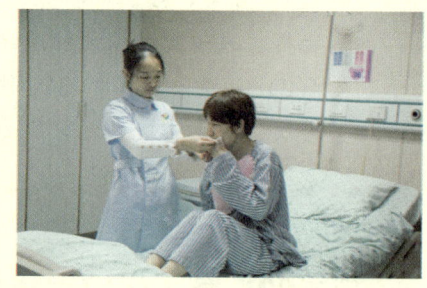

技能03：病人卧位用餐护理

1. 准备工作

（1）整理床铺，给病人盖好被子后，开窗换空气。
（2）询问病人是否要排泄，用餐前应先排泄。
（3）用餐前，护理员和病人都要洗手。

2. 操作步骤

（1）让病人侧身躺下，把卷好的毛毯和被子垫在身后。如果病人面部麻痹，应向健康侧躺下，不要向麻痹侧躺下。
（2）床上铺毛巾或防水布，在病人的胸前垫一块毛巾。
（3）在喂饭之前，让病人先看一眼食物，诱发其食欲。

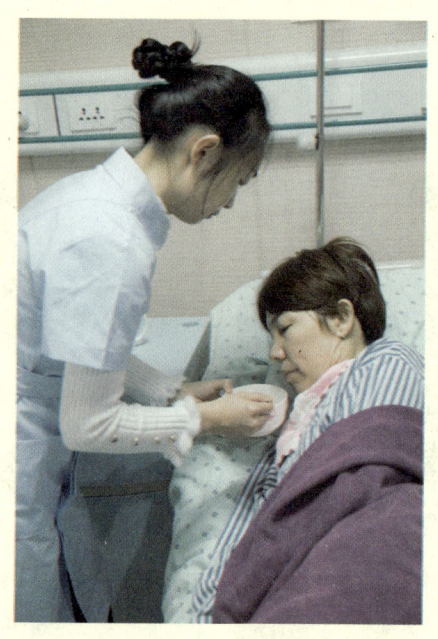

（4）为了咽食的畅通，先润湿口腔和食道，促进唾液和胃液的分泌，饭前应先让病人喝水。喝水的时候，能用吸管的，就用吸管；不能用吸管的，就用汤匙喂。

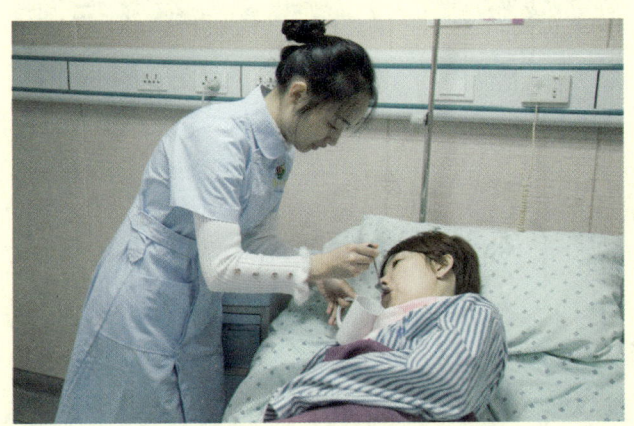

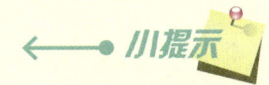

用汤匙喂时，让病人抬起舌头，把水送进舌底下，以免水顺着嘴角流出来。用吸管时注意水的温度，以免发生烫伤。

（5）喂食。要仔细观察病人咀嚼和咽食情况，一勺一勺慢慢地喂，并交替喂食干食和流食。喂饭时，不要沉默不语，要经常问一问"要吃什么""好吃吗"等，并鼓励病人多进食，但是吞咽过程中不能问话，要确认病人咽下去后再问话。喂饭时，为了避免筷子和汤匙碰撞牙齿和牙床，应让病人张大嘴，把食物放在舌头上面，并随时观察咽食情况，以免食物滞留在麻痹侧。

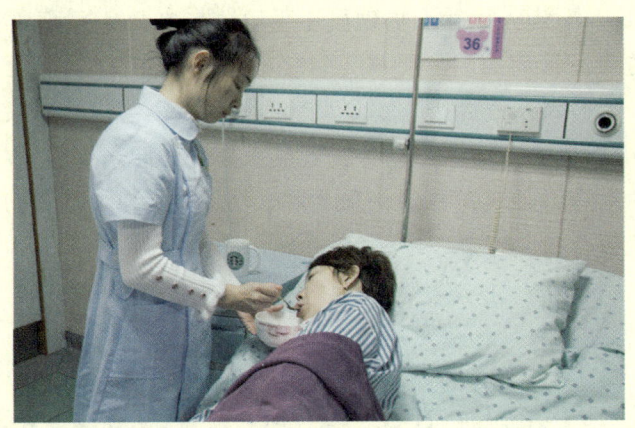

（6）饭后要询问病人对护理是否满意，以便下一次努力改善服务。

（7）收拾碗筷后，协助病人漱口，撤餐具及胸前的毛巾，让病人变换体位，稍作休息。

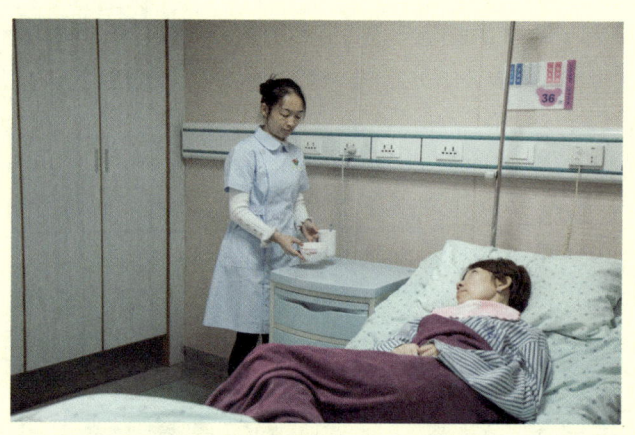

技能04：病人鼻饲护理

昏迷病人、口腔咽部疾病患者、食管狭窄患者、拒绝进食者（精神病人）、某些手术后的病人需进行鼻饲护理，其目的是保证病人营养供给和治疗的需要。操作步骤如下：

（1）对于清醒病人，在鼻饲前应向病人解释，取得配合。

（2）协助病人取半坐位或平卧位，颌下铺治疗巾，有假牙的要取下。

（3）用消毒棉签清洁病人的鼻腔。

（4）测量插管长度。一般成人插管长度为45～55厘米。

（5）插管

1）给清醒病人插管。护理员左手用纱布裹着鼻饲管，右手持血管钳夹住鼻饲管前端沿一侧鼻孔轻轻插入，当鼻饲管插入14～16厘米处时，嘱咐病人做吞咽动作，同时顺势将鼻饲管轻轻插入。

2）给昏迷病人插管。当鼻饲管插入14～16厘米处时，将病人头部托起向前屈，使其下颌靠近胸骨柄，以增大咽部通道的弧度，使鼻饲管顺利通过食管口。

> 如果病人出现呛咳、呼吸困难、紫绀，说明导管插入了气管，应立即拔出。
> 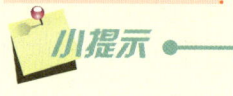 小提示

> 颈椎骨折患者禁用此法。
> 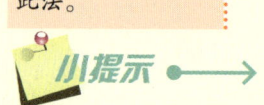 小提示

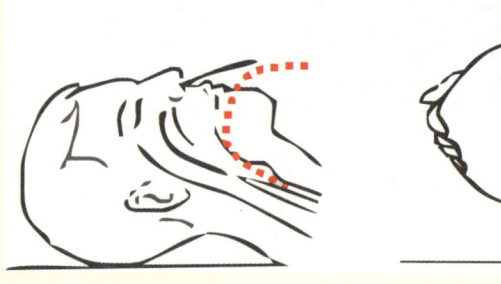
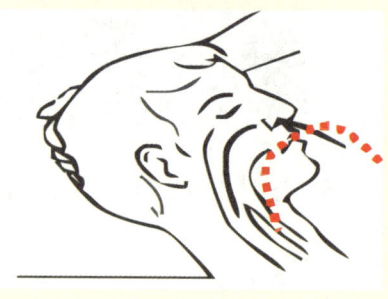

（6）检查鼻饲管是否在胃内。将鼻饲管开口端放于盛水的碗中，

没有气泡溢出，说明导管在胃内；用无菌注射器从导管开口处抽吸，有胃液流出，说明导管在胃内。

（7）用胶布将鼻饲管固定于鼻翼及面颊部。

（8）灌注食物。先注入少量温开水后，缓慢注入流食或药液，再注入少量温开水。鼻饲食物的温度在38～40度，食量每次200～300毫升。每2～3小时1次，每天4～6次。

（9）喂食后，将鼻饲管末端反折约3厘米，用清洁的纱布包裹夹闭。

（10）夹紧鼻饲管末端，在病人呼气时轻快地拔出鼻饲管。

> 每次准备的流食以一餐为准，剩余流食不可留到下次使用。

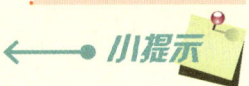 小提示

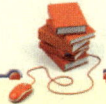 **相关链接**

鼻饲护理的注意事项

（1）插管时，动作轻稳，当鼻饲管通过食道的三个狭窄处时，尤应轻慢柔，以免损伤食道黏膜。

（2）每次灌食前必须证实鼻饲管在胃内，方可灌注食物。

（3）通过鼻饲管给药时，应将药片研碎，溶解后再灌入。

（4）每次灌食量不超过300毫升，温度不超过40度，温度过高易烫伤黏膜，温度过低病人会感到胃部不舒服。

（5）长期鼻饲者，应每日进行口腔护理，每周更换鼻饲管（晚上拔出鼻饲管，次晨再由另一侧鼻孔插入）。

技能05：脑中风者的饮食护理

1. 不同病情的饮食

（1）病情稳定，但有不同程度的意识障碍、吞咽困难者

应采用鼻饲饮食，将易消化的流食，如浓米汤、豆浆、牛奶、新鲜蔬菜汁、果汁等分次灌入。

（2）神志清醒，但进食时有时发生呛咳者

宜食用糊状食物，如蒸蛋羹、肉末菜末稠粥、肉末菜末烂面条、牛奶冲藕粉、水果泥或将饭菜用捣碎机捣烂后给病人食用。

（3）康复期无吞咽困难者

宜以清淡、少油腻、易消化的柔软平衡膳食为主。

2. 脑中风者辅助食疗

（1）黑木耳6克，用水泡发，加入菜肴或蒸食。

（2）芹菜根5个，红枣10个，水煎服，食枣饮汤。

（3）吃鲜山楂或用山楂泡开水，加适量蜂蜜，冷却后当茶饮。若中风并发糖尿病，不宜加蜂蜜。

（4）生食大蒜或洋葱10～15克可降血脂，并有增强纤维蛋白活性和抗血管硬化的作用。

（5）中风病人饭后饮食醋5～10毫升，有软化血管的作用。

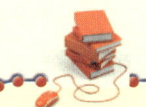
相关链接

脑中风患者食谱

食谱一

不同时间餐次	食谱
早餐	玉米面粥1碗（玉米面25克），果酱包1个（面粉25克，果酱15克），炝黄瓜条1小盘（黄瓜150克）
加餐	牛奶1杯（250毫升）
午餐	米饭1碗（大米100克），滑熘鸡肉片木耳莴笋1盘（鸡肉75克，莴笋150克，木耳适量），油菜豆腐汤1碗（油菜50克，豆腐50克）
加餐	香蕉1根（150克）
晚餐	馄饨1碗（面粉50克，肉25克，西红柿50克），花卷1个（面粉50克），瘦肉丝炒柿子椒苦瓜1盘（肉50克，柿子椒50克，苦瓜100克）
加餐	苹果1个（200克）

食谱二

不同时间餐次	食谱
早餐	小米粥1碗（小米25克），小桃酥1块（面粉25克），拌莴笋丝1盘（莴笋150克）
加餐	豆浆1碗（250毫升）
午餐	米饭1碗（大米100克），清蒸鱼块1盘（鱼150克），素炒菠菜豆芽1盘（菠菜50克，豆芽100克）

续表

不同时间餐次	食谱
加餐	鸭梨1个（150克）
晚餐	牛肉汤面1碗（面条100克，牛肉50克，小油菜50克），凉拌芹菜腐竹1盘（芹菜150克，腐竹50克）
加餐	苹果1个（200克）

技能06：糖尿病者的饮食护理

糖尿病者应该严格进行并长期坚持饮食控制。

1. 不宜吃的食物

糖尿病者不宜吃的食物如下表所示。

糖尿病者不宜吃的食物

序号	类别	食物示例
1	易使血糖迅速升高的食物	白糖、红糖、冰糖、葡萄糖、麦芽糖、蜂蜜、巧克力、奶糖、水果糖、蜜饯、水果罐头、汽水、果汁、甜饮料、果酱、冰淇淋、甜饼干、蛋糕、甜面包及糖制糕点等
2	易使血脂升高的食物	牛油、羊油、猪油、黄油、奶油、肥肉等
3	酒类	白酒、啤酒、葡萄酒等

2. 适宜吃的食物

（1）大豆及其制品

这类食品除富含蛋白质、无机盐和维生素外，在豆油中还含有较多的不饱和脂肪酸，既能降低血胆固醇，又能降低血甘油三酯，其所含的谷固醇也有降脂作用。

（2）粗杂粮

如莜麦面、荞麦面、麦片、玉米面中含有多种微量元素、维生素B和膳食纤维。实验证明，它们有延缓血糖升高的作用。可用玉米面、豆面、白面按2∶2∶1的比例做三合面馒头、烙饼、面条，长期食用，既有利于降糖、降脂，又能减轻饥饿感。

（3）蔬菜

糖尿病患者饮食需要控制，高糖、高脂肪的食物都不能食用。蔬菜是饮食中必不可少的食物，含有丰富的矿物质、维生素和膳食纤维等，下表所示的蔬菜非常适合糖尿病患者食用。

适宜糖尿病患者吃的蔬菜

蔬菜种类	功效说明
黄瓜	黄瓜性味甘凉，甘甜爽脆，具有除热止渴的作用。现代药理研究表明，黄瓜含糖仅1.6%，是糖尿病患者常用的代食品，可从中获得维生素C、胡萝卜素、纤维素和矿物质等。黄瓜中所含的丙醇二酸能抑制人体内糖类物质转变为脂肪。肥胖型糖尿病患者合并有高血压者，每天食黄瓜100克，大有裨益
苦瓜	苦瓜有"植物胰岛素"之称。药理试验发现，苦瓜中所含的苦瓜皂甙不仅有类似胰岛素的作用，而且还可刺激胰岛素释放，有非常明显的降血糖作用。有人口服苦瓜皂甙制剂治疗Ⅱ型糖尿病。因此，糖尿病患者适当摄入苦瓜，有利于控制血糖
大蒜	大蒜辛辣、性温，能解滞气、暖脾胃。大蒜中含蒜氨酸和蒜酶，二者接触后产生蒜素，具杀菌效力；大蒜中所含的生物碱，具有降低血糖成分、增加胰岛素的功能。此外，大蒜还具有促进新陈代谢，缓解疲劳，刺激消化器官分泌消化酶，促进上皮增生，加速创伤愈合等功效
洋葱	洋葱味淡性平，具有降低血糖的作用，并且研究发现洋葱是含有前列腺素A的唯一一种蔬菜，多食有利于扩张血管，防止动脉硬化，对糖尿病并发症的预防有利。洋葱还能降低血脂、改善动脉粥样硬化，经常食用可预防糖尿病心脑血管并发症的发生
莴苣	莴苣含有较丰富的烟酸，烟酸是胰岛素激活剂，经常食用对防治糖尿病有所帮助。莴苣可刺激胃肠蠕动，对糖尿病引起的胃轻瘫及便秘有辅助治疗作用。莴苣中所含的钾离子是钠离子的27倍，可促进排尿，降低血压
菠菜	菠菜中含有一种类胰岛素样物质，其作用与胰岛素非常相似，能够使血糖保持稳定，有利于糖尿病患者的血糖控制

3. 饮食安排

（1）注意餐次的安排，根据病人饮食习惯确定餐次。

（2）注意主食、副食在餐次中的分配量。

（3）注意粗细食物搭配，干稀食物搭配。

（4）注意食物色、香、味搭配。

相关链接

糖尿病患者食谱

一般糖尿病患者食谱

不同时间餐次		食谱
早餐	主食	高纤维馒头或饼等高纤维主食
	副食	（1）煮鸡蛋或荷包蛋一个 （2）淡豆浆、牛奶或小米粥可任选一种 （3）凉拌蔬菜
午餐	主食	高纤维大米饭、高纤维馒头、高纤维面条或其他高纤维主食
	副食	（1）瘦猪肉、鸡肉、鸭肉、鱼等，可根据个人喜爱情况选择 （2）清炒蔬菜、凉拌蔬菜、豆制品等
晚餐	主食	（1）高纤维馒头、高纤维大米饭等高纤维主食 （2）喜欢喝粥者可根据个人习惯选择小米粥、绿豆粥、红小豆粥等
	副食	（1）蔬菜、豆制品等 （2）瘦猪肉、鸡肉、鸭肉、鱼等，可根据个人喜爱情况选择

肥胖型糖尿病患者食谱

不同时间餐次		食谱
早餐	主食	高纤维馒头或花卷50～100克（干品）
	副食	豆浆200～300毫升，凉拌蔬菜100～150克
午餐	主食	高纤维大米饭、高纤维馒头或其他高纤维主食75～100克（干品）
	副食	瘦猪肉或鸡肉、鸭肉、鱼等不超过50克，蔬菜200～250克，清炒或凉拌
晚餐	主食	高纤维大米饭、高纤维馒头或饼及其他高纤维主食50～100克（干品）；小米粥、绿豆粥或赤豆粥等，任选一种，每餐25克（干品）
	副食	瘦猪肉不超过25克，蔬菜200～250克，清炒或凉拌

糖尿病性高血压患者食谱

不同时间餐次	食谱
早餐	馒头50克，牛奶200毫升，腐乳1块，煮鸡蛋1个，海米拌菠菜（海米10克，菠菜100克）
加餐	鸭梨100克
午餐	米饭100克，肉丝炒芹菜（瘦猪肉50克，芹菜100克），海带豆腐汤（豆腐200克，水发海带50克）
加餐	苹果100克
晚餐	小米粥（小米25克），馒头75克，清蒸鲤鱼（鲤鱼100克），炒小油菜（小油菜300克）

糖尿病性肾病患者食谱

不同时间餐次	食谱
早餐	小麦淀粉饼50克，牛奶麦片粥（牛奶50毫升，麦片25克），拌黄瓜100克
加餐	香蕉100克
午餐	大米粥（大米100克），西红柿炒鸡蛋（西红柿100克，鸡蛋50克），素炒油菜（油菜100克）
加餐	苹果50克
晚餐	小麦淀粉面片100克（小麦淀粉100克，瘦猪肉30克），凉拌菠菜（菠菜100克，粉丝10克，虾仁10克），炒苦瓜（苦瓜100克）

> 每天将这两类食物各选几种相互搭配，动植物食物搭配，轮流食用，有益于对疾病的控制。

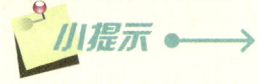

技能07：老年痴呆者的饮食护理

1. 适宜饮食

（1）富含维生素B_{12}和叶酸的食物

富含维生素B_{12}的食物如雏菊、香菇、大豆、鸡蛋、牛奶、动物肾、各种发酵的大豆制品等；富含叶酸的食物如绿叶蔬菜、柑橘、西红柿、菜花、西瓜、菌类、牛肉、动物肝脏等。

（2）富含卵磷脂的食物

富含卵磷脂的食物如鱼脑、蛋黄、猪肝、芝麻、大豆及其制品、山药、蘑菇、花生等。每天轮流选用其中的两三种，动植物食物搭配，坚持吃，就可使神经细胞释放出乙酰胆碱，提高记忆力，延缓细胞衰老。

（3）大豆及其制品

大豆及其制品如大豆、豆浆、豆腐、豆皮、豆腐乳等，每天坚持食用其中的一两种，即可补充类雌激素。

2. 饮食安排

（1）用膳均衡，每餐最好七分饱。若长期饱食，易致脑血管硬化、脑供血不足、大脑早衰和智力下降，形成痴呆。

（2）对暴饮暴食者，每餐对其把关，并让其单独进餐；对食量少者，鼓励和诱导其进食；对咀嚼或吞咽困难者，给予无骨、刺、易消化的饮食，耐心喂食。

（3）饮食均衡，避免摄取过多的盐分及动物性脂肪。一天食盐的摄入量应控制在10克以下，少吃动物性脂肪及糖，蛋白质、膳食纤维、维生素、矿物质等都要均衡摄取。

（4）由于痴呆患者记忆严重障碍，进食过程也会忘了，常可发生患者把食物含在嘴里忘了吞咽，甚至不会吞咽而呛着，食物残渣若吸入肺部会产生吸入性肺炎。不能自己进食者要协助其进餐，让患者采取坐位或半卧位，卧位时将头偏向一侧，防止食物呛入气管。

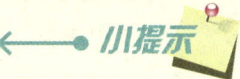

研究发现，牛奶、鸡蛋、鱼、肉、动物肝脏等优质蛋白食品对大脑机能有强化作用，蔬菜、水果及豆制品可补充维生素B、维生素C、维生素E，防止营养不足引起的智能障碍。

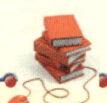 **相关链接**

老年痴呆者的八大饮食禁忌

1. 忌贪肉

老年人过多地食用肉类食物，会引起营养平衡失调和新陈代谢紊乱，易患高胆固醇血症和高脂血症，不利于心脑血管病的防治。

2. 忌贪精

精细米面中维生素和膳食纤维的含量较少，营养不及粗米面。烹调菜肴时不要放过多的味精，其中的谷氨酸生成γ-氨酪酸，使大脑反应迟钝，记忆力下降。每道菜味精不应超过0.5毫克。

3. 忌贪硬

老年人的胃肠消化、吸收功能较弱，贪吃坚硬或未熟烂的食物，易患消化不良或胃病。

4. 忌贪快

老年人牙齿脱落不全，饮食贪快易造成咀嚼不烂，从而增加胃的负担。同时，饮食太快还会增加发生鱼刺或肉骨头哽喉等意外事故的危险。

5. 忌贪辛辣肥甘厚味之品

以清淡为主，不吃油炸、烟熏及烧烤食物。以植物油为主，膳食中脂肪占总热量的20%以下。忌咖啡、浓茶。多食新鲜蔬菜、水果。

6. 忌贪烟酒

喝酒会导致肝机能障碍，引起脑机能异常。吸烟能使体内小动脉收缩变窄，不仅会造成脑血管性痴呆，也是导致心肌梗死等危险疾病的重要原因。

7. 忌贪甜

过多的食糖，特别是精制糖摄入，易使脑功能出现障碍。合并糖尿病的患者还会引起血糖升高，尤应注意。

8. 忌贪饱

限制热量的摄入，每天摄入的热量与消耗的热量应相对保持平衡，饥饱适中，体重控制在标准体重或接近标准体重范围。

技能08：帕金森症患者的饮食护理

对于帕金森症患者而言，合理的营养搭配对其病情控制及健康状况改善起着非常重要的作用。

（1）帕金森症不仅是老年人的一种常见病，同时也是植物神经功能紊乱的一个并发症。帕金森症患者的消化功能多有减退，胃肠蠕动乏力、痉挛，容易出现便秘及皮肤油脂分泌过多等。应结合患者情况及饮食喜好，注意食品的配比结构，副食、荤素以及花色品种的搭配。多吃富含纤维素和易消化的食物，多吃新鲜蔬菜、水果，多饮水，多吃含酪胺酸的食物如瓜子、杏仁、芝麻、脱脂牛奶等，可促进脑内多巴胺的合成，适当控制脂肪的摄入。

（2）帕金森症患者不要食用过量的蛋白质。倘若盲目地给予过高蛋白质的饮食会降低左旋多巴的疗效，因为蛋白质在消化过程中产生大量中性氨基酸，可与左旋多巴竞争入脑而影响其疗效。因此，在膳食中应适当给予蛋、奶、鱼、肉等食品，保证蛋白质的供应，每千克体重每日需求量为0.8～1.2克。如有发热、褥疮等情况，应增加蛋白质的供给量。

> 为了使白天的药效更佳，也可以尝试一天中只在晚餐安排蛋白质丰富的食物。

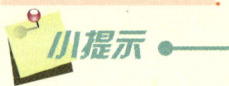

（3）倘若帕金森症患者在咀嚼、吞咽上有一定的功能障碍，在进食过程中以坐位为宜，应选择易咀嚼、易吞咽、高营养、高纤维素的食物。进餐前回想吞咽步骤，进餐时让其将口腔多余的唾液咽下，咀嚼时用舌头四处移动食物。一次进食要少，并缓慢进食，进餐后喝水，将残存食物咽下，防止吸入性肺炎。

（4）对于同时伴有糖尿病的帕金森症患者，在饮食上应给予糖尿病饮食；伴有冠心病及高血压的帕金森症患者，以高糖、高维生素、适量蛋白质饮食为宜，限制动物脂肪和食盐的摄入。

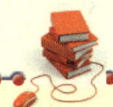
相关链接

帕金森症患者饮食注意事项

1. 饮食多样化

帕金森症患者的饮食不能太单一，应尽量全面，包括蔬果、肉类、谷类、奶类、豆类的食物，这样才能保证身体所需要的营养都能得到摄入，才能更好地增强体质。

2. 谷类不能单一

在进食谷类食物的时候不能太单一，一般建议每天摄入四份以上。谷类中含有多种营养物质，比如蛋白质、B族维生素、糖类、膳食纤维等，能帮助人体获得日常所需的能量。

3. 多吃蔬果

蔬果中的营养成分非常丰富，含有多种维生素、矿物质和膳食纤维，其中又以富含维生素C、维生素E、维生素A等的食物为佳。蔬果中含有的膳食纤维，可以帮助老年朋友缓解便秘症状。

4. 多吃含钙食物

帕金森症患者容易出现骨质疏松，所以非常适合吃一些含钙的食物来改善骨质疏松。需要提醒的是，服药期间不要和奶类食物同时服用，否则会影响药效。

5. 注意脂肪的摄入量

帕金森症患者平时需要吃一些药物来缓解病情，因此在日常饮食中要注意脂肪的摄入量，否则会影响药物的吸收，所以，平时要少吃肥肉及脂肪含量高的肉类。

第三单元

排泄护理

- 排泄护理基础知识
- 排泄护理技能要求

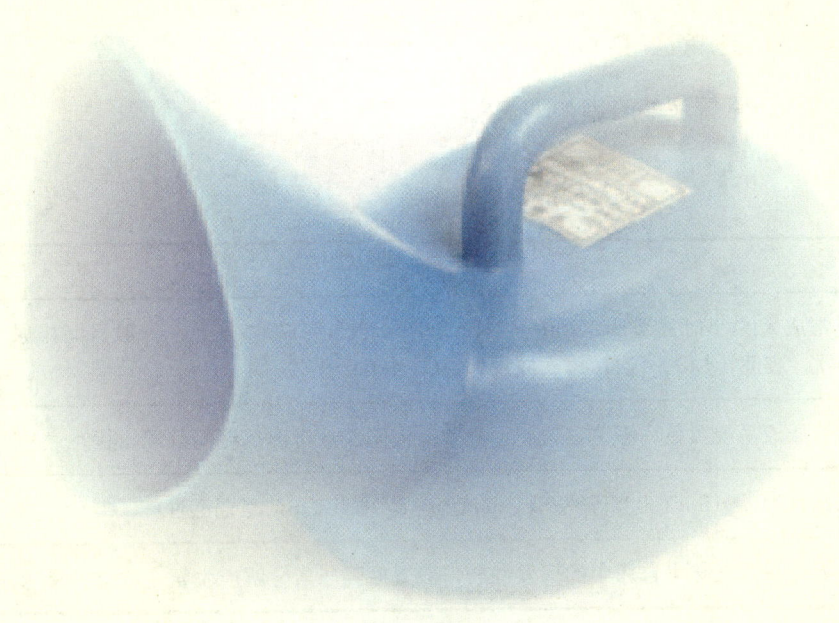

模块一 排泄护理基础知识

知识01：排泄护理的重要性

排泄是机体将新陈代谢的产物排出体外的生理过程，是人体的基本生理需要之一，也是维持生命的必要条件。人体排泄的途径有皮肤、呼吸系统、消化系统及泌尿系统，其中消化系统和泌尿系统是主要的排泄途径。

病人因疾病丧失自理能力或因缺乏有关保健知识，不能正常进行排便、排尿活动时，护理员应运用与排泄有关的护理知识和技能，帮助并指导病人维持和恢复正常的排泄状态，满足其排泄的需要，使之获得最佳的状态。

知识02：尿液的观察

尿液是人体新陈代谢排出的产物，尿量、排尿频率、尿液颜色的变化、尿液气味的变化等，都能反映出身体的健康状况。

1. 正常尿液

正常尿液的表现如下表所示。

正常尿液的表现

呈现要点	具体表现
尿量与次数	正常成人24小时尿量为1 000～2 000毫升，平均约1 500毫升；一般日间排尿3～5次，夜间排尿0～1次，每次尿量为200～400毫升
颜色、透明度	新鲜尿液呈淡黄色、澄清、透明，静置后因磷酸盐析出沉淀而呈混浊状
比重、酸碱性	尿比重为1.015～1.025千克/升；pH值5～7，平均为6，呈弱酸性
气味	新鲜尿液的气味来自尿中的挥发性酸，静置后因尿素分解产生氨，故有氨臭味

2. 异常尿液

异常尿液的表现如下表所示。

异常尿液的表现

呈现要点	具体表现
尿量与次数	（1）多尿：24小时尿量经常超过2 500毫升。常见于糖尿病、尿崩症、肾功能衰竭等病人 （2）少尿：24小时尿量少于400毫升或每小时尿量少于17毫升。常见于心、肾疾病和休克等病人 （3）无尿：24小时尿量少于100毫升。常见于严重的心、肾疾病和休克等病人 （4）膀胱刺激征：表现为尿频、尿急、尿痛，每次尿量减少。常见于膀胱及尿道感染
颜色	（1）红尿：泌尿系结石、急性肾炎等病人尿液可出现红色 （2）胆红素尿：传染性肝炎、黄疸病人尿液可出现黄褐色 （3）乳糜尿：丝虫病人尿液可出现乳白色 （4）血红蛋白尿：血管内溶血、肾梗死、阵发性睡眠性血红蛋白尿等病人尿液可出现酱油色或浓茶色
比重	通过尿比重测量，可以了解肾脏的功能。比重增高多见于急性肾小球肾炎、心功能不全等病人；比重降低常见于尿崩症、肾功能不全的病人
透明度	尿中有脓细胞、红细胞、大量上皮细胞、黏液等，会导致尿液混浊
气味	新鲜尿有氨臭味，可能出现泌尿道感染；糖尿病伴酸中毒时，尿液呈烂苹果味，尿中含有丙酮；有机磷农药中毒者，尿液有大蒜臭味

知识03：排便的观察

护理员可从病人排便次数、排便量、排便形状和软硬度、颜色、内容物、气味等方面进行排便观察。具体如下表所示。

排便的观察要点

观察要点	正常表现	不正常表现及原因
排便次数	成人1~3次/日，婴幼儿3~5次/日	成人大于3次/日或小于3次/周视为排便异常
形状和软硬度	正常粪便为成形软便	（1）水样便、不成形便、成形硬便和羊尿样、扁条状或带状：直肠、肛门狭窄或局部肠梗阻 （2）坚硬、呈栗子样：便秘 （3）稀便或水样便：消化不良或急性胃肠炎

续表

观察要点	正常表现	不正常表现及原因
颜色	成人为黄褐色或棕黄色，婴儿为黄色或金黄色	（1）柏油样便：上消化道出血 （2）白陶土样便：胆道梗阻 （3）暗红色血便：下消化道出血 （4）果酱便：肠套叠、阿米巴痢疾 （5）粪便表面粘有鲜红色血液：痔疮或肛裂 （6）白色"米泔水"样便：霍乱、副霍乱
内容物	食物残渣、脱落的大量肠上皮细胞、细菌、机体代谢的废物	（1）粪便表面有大量黏液：常见于肠道炎症 （2）粪便表面附有血液：常见于痢疾、肠套叠等 （3）蛔虫、蛲虫、绦虫节片：常见于肠道寄生虫感染 （4）脓血便：常见于痢疾、肛门周围脓疡及直肠癌等
气味	正常粪便有蛋白质分解产物靛基质及粪臭素的气味	（1）粪便呈碱性反应，极恶臭：严重腹泻 （2）腐败味：直肠溃疡、肠癌 （3）柏油样便，有腥臭味：上消化道出血 （4）粪便呈酸性反应，气味为酸臭味或酸败臭味：消化不良，乳儿糖类未充分消化或吸收脂肪酸

模块二　排泄护理技能要求

技能01：卧床病人排尿护理

1. 准备用物

（1）准备尿壶。男性用的尿壶和女性用的尿壶开口形状不同，男性用的尿壶开口小，而女性用的尿壶开口大。

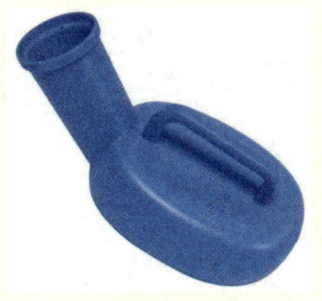
男用尿壶

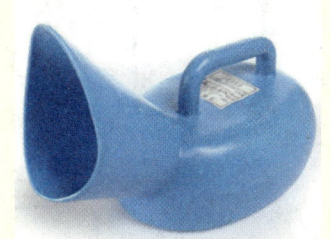
女用尿壶

（2）其他用物。如卫生纸、防水布、热水盆、毛巾等。

2. 帮男性病人接尿的护理步骤

（1）床上铺防水布。

（2）让病人仰卧或侧卧。

（3）帮病人解腰带，脱裤子至膝下位置。

（4）帮病人两腿屈膝、分开（不能屈膝时，在病人的膝下垫上卷好的浴巾等），打开尿壶盖，将病人的阴茎插入尿壶。用叠好的卫生纸垫在尿壶口下面，以免尿液撒出污染被褥。

（5）确认病人排完尿后盖好尿壶盖。把尿壶放在地上，用卫生纸擦干净病人的尿道口，帮病人穿好裤子。撤除防水布，用湿的热毛巾帮病人擦手。

（6）收拾用物，倒掉尿液，用干净的水反复冲洗尿壶。

3. 帮女性病人接尿的护理步骤

帮女性病人接尿的操作步骤与帮男性病人接尿的操作步骤大致相同，只是女性病人最好取仰卧位排尿，因为采取其他体位时易出现接尿困难，且易污染被褥。

技能02：卧床病人排便护理

1. 准备用物

需准备的用物有便盆、防水布、卫生纸、热水盆、毛巾、擦手巾等。

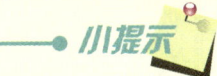

> 在帮助病人接尿时，护理员应戴上薄橡胶手套。

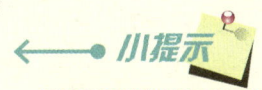

> 倒尿时要注意观察尿液是否正常。

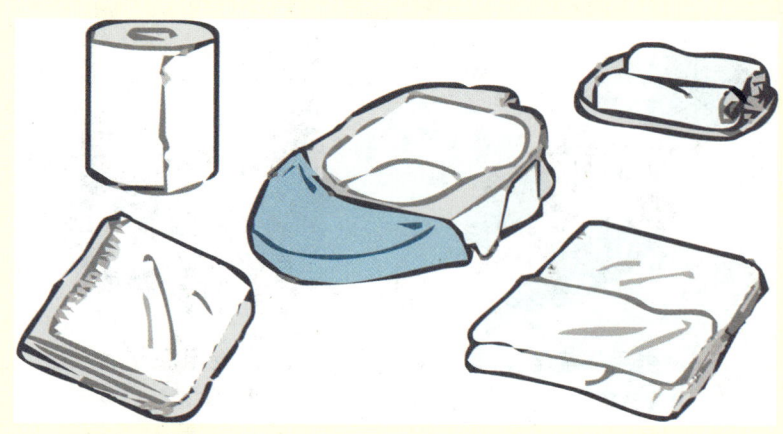

2. 护理步骤

（1）关上窗户，拉上窗帘，以免病人受凉，并保护病人的个人隐私。

（2）若是冬天，应先用热水温暖便盆，或用报纸包住便盆，以免冰凉的便盆直接接触病人的皮肤。在便盆里可以铺一些卫生纸，以方便使用后刷洗。

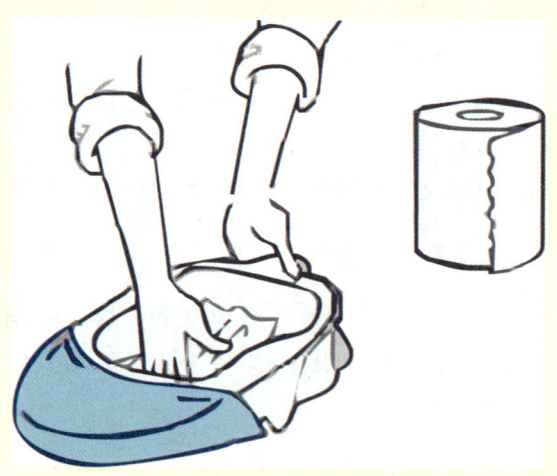

（3）解开病人腰带，脱裤子到膝下位置，在其身下铺上防水布。

（4）放置便盆。告诉病人要放置便盆了，以便获得病人的配合。操作方法为：

1）若病人自己能抬起腰部，就先让病人屈膝，护理员在病人的配合下，用一只手臂托起病人腰部，另一只手将便盆迅速放入其臀下。

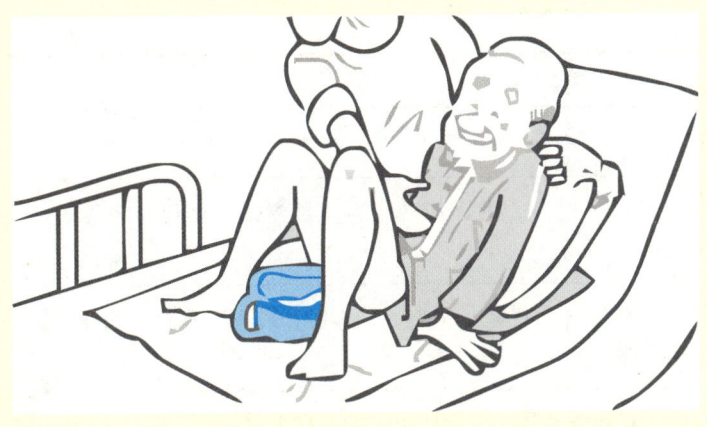

2）若病人无法靠自己的力量抬起腰部，则可以用一条宽腰带牢牢地系在病人的腰部（带子不要系太紧，但最好是贴近身体，以便于抬起身体），护理员用一只手提带子把病人的腰部提起，另一只手把便盆从病人的两腿之间插入臀下。

3）也可让病人侧身躺下，把便盆贴在其臀部放好后再轻轻地把病人身体翻转过来（侧卧时让病人背对着护理员）。仰卧后，让病人稍微屈膝，以确认便盆的位置是否合适。

（5）等候病人排便。如果病人排便时间较长，可以在病人的枕边放置呼叫铃，以便病人便后通知护理员过来收拾。

（6）病人便后，护理员应迅速地把便盆抽出来（抽出便盆时的动作参照插入便盆时的动作），盖好盆盖后暂时放在床下。

（7）先用卫生纸擦净病人的肛门部，再用可挤出水分的热毛巾仔细擦一遍，清洁后可以擦一点爽身粉，并对长期受压部位进行按摩，以促进血液循环，防止生褥疮。

（8）给病人穿好衣服、盖好被，打开窗户，换新鲜空气。

（9）清洁便盆，擦干水分，放回原处。

在倒便盆之前须观察排泄物是否正常。

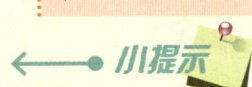

技能03：尿失禁病人护理

国际尿控协会将尿失禁定义为：一种客观存在的不自主的经尿道漏尿现象，并由此给患者带来社会活动和个人卫生方面的不便。

1. 尿失禁的分类

尿失禁可分为下表所示的四类。

尿失禁的分类

分类	具体说明
真性尿失禁	膀胱完全不能储存尿液，持续滴尿。可见于昏迷病人
假性尿失禁（充溢性尿失禁）	膀胱充盈达一定压力时，尿液不自主地溢出或滴出。多见于前列腺增生、尿道狭窄
压力性尿失禁	腹部压力增加（如咳嗽、打喷嚏、大笑）时出现不自主的排尿。多见于中、老年女性
急迫性尿失禁	有强烈尿意而无法控制，立即出现的不自主排尿

2. 尿失禁病人的护理

（1）心理护理：护理员给予理解和帮助，尊重病人人格，安慰、鼓励其树立信心，配合治疗和护理。

（2）皮肤护理：防止褥疮。

（3）外部引流：男病人可用尿壶接尿；女病人可用尿壶紧贴外阴部接取尿液。

（4）留置导尿管持续引流或定时放尿。

（5）室内环境：通风，保持空气清新。

（6）健康教育

1）多饮水，每日2 000～3 000毫升，预防泌尿系统感染并促进排尿反射。

2）膀胱功能训练：每隔1～2小时以手掌用柔力自上而下持续压迫膀胱区。

3）盆底肌锻炼：试做排尿动作，慢慢收紧再缓缓放松。每次10秒，连续10遍，每日5～10次。

入睡前可限制饮水，以减少夜尿量。

3. 尿失禁用辅助用品

尿失禁用辅助用品的种类较多，有成人纸尿裤、成人纸尿片、成人纸尿垫、成人尿不湿、纯棉成人尿布、男用接尿器、女用接尿器、男用尿套尿袋系列、男用卧床接尿器、尿湿提醒报警器等。

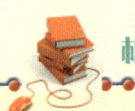

相关链接

成人纸尿裤的使用方法

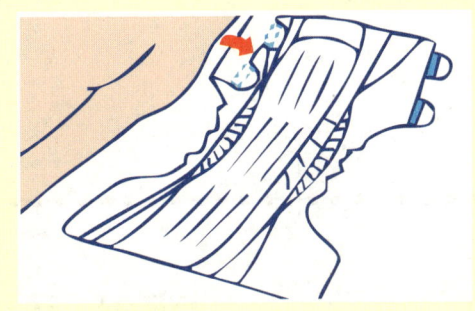

（1）让病人侧卧，将纸尿裤平铺于床上，有粘胶搭扣的一端为背部，打开离病人较远的一边。

（2）协助病人转向平卧，打开产品另一边，并适当调整左右位置，使纸尿裤位于病人身体正下方。

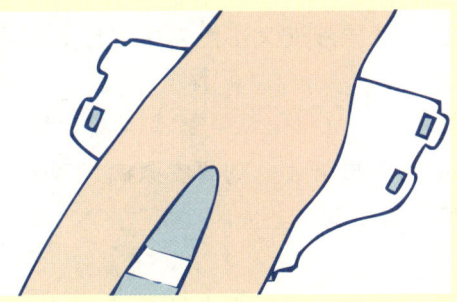

（3）将随心粘贴区域的一端拉至前腹部，适当调整上下位置，和背端对正，并确保腿部和纸尿裤紧贴。

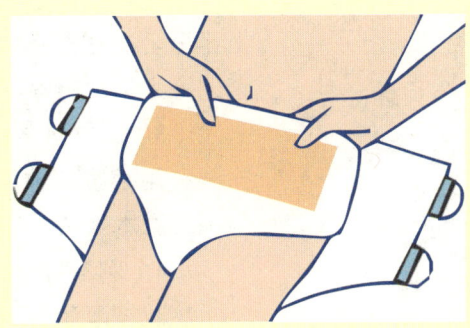

（4）打开粘胶搭扣，如图按顺序粘贴于随心粘贴区域上。适当调整粘贴位置，确保纸尿裤完全贴合身体。

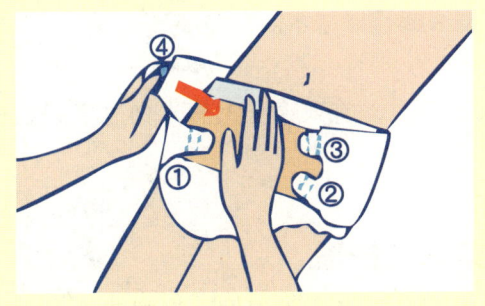

(5) 向外拉平腿部立体护围，再次确认腿部和纸尿裤是否充分贴合、无间隙。

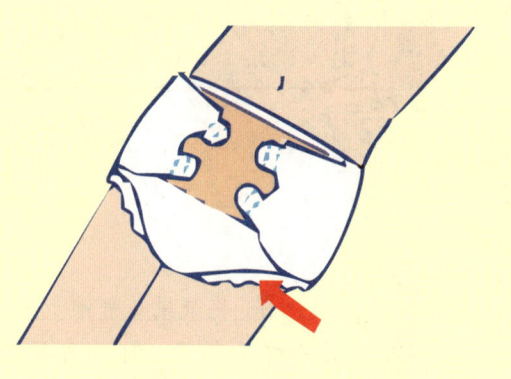

技能04：尿潴留病人护理

尿潴留是指膀胱内潴留大量尿液而又不能自主排出。护理方法如下：

（1）心理护理

若尿潴留是因情绪紧张或焦虑所致，则要安慰病人消除紧张和焦虑，采取各种方法诱导病人放松情绪。

（2）姿势和环境

尽量让病人以习惯的姿势排尿，手术病人事先有计划地训练床上排尿。护理员还应为病人提供隐蔽的排尿环境，可用屏风遮挡，请无关人员回避等。

（3）诱导排尿

利用某些条件反射诱导排尿，如听细细的流水声，用温水冲洗会阴或温水坐浴，让病人双手浸在温水中等方法诱导病人排尿。

（4）刺激排尿

热敷按摩病人下腹部刺激排尿，必要时遵医嘱用药。

（5）行导尿术

上述处理无效时，根据医嘱行导尿术。

（6）健康教育

养成定时、及时排尿的习惯，前列腺肥大病人勿过度劳累和饮酒等。

技能05：尿路感染病人护理

尿路感染是微生物（主要是细菌）入侵尿路引起感染，产生脓尿和菌尿。其主要致病菌是大肠埃希菌，主要症状是尿频、尿急、尿痛和脓尿，也可有终末血尿等。严重感染者可出现寒战、高热、腰痛、排尿困难等。若久治不愈、反复发作，可严重影响病人的身心健康甚至威胁生命。

对尿路感染病人的护理方法如下：

1. 一般护理

（1）合理休息

病人处于急性期应卧床休息；肾区疼痛明显时应卧床休息，少站立或弯腰，必要时给予止痛剂。

（2）饮食护理

给予高蛋白、高维生素和易消化的清淡饮食，鼓励病人多饮水，每日饮水量不少于2 000毫升。

2. 病情观察

对于尿路感染的病人，在护理过程中，护理员要密切观察病人病情，主要包括以下几个方面：

（1）生命体征的变化，尤其是体温的变化。

（2）尿液性状。

（3）尿路刺激症状。

（4）血尿、脓尿。

（5）伴随病状：高热持续不退或体温升高、伴随腰疼加剧等提示肾周脓肿、肾乳头坏死。

3. 心理护理

（1）向病人解释本病的特点及规律，使其消除紧张情绪及恐惧心理，积极配合治疗。

（2）对反复发作、迁延不愈的病人，应与其分析原因，帮助病人克服急躁情绪。

4. 健康指导

（1）疾病知识指导

向病人讲解引起和加重尿路感染的相关因素，治疗并消除尿路感染的易感因素。

（2）生活指导

指导病人学会清洁外阴的正确方法，注意劳逸结合，合理饮食。

（3）用药指导

按医嘱正确服药，不随意停药或减量。定期做尿常规检查和细菌培养。

 **相关链接**

尿路感染的预防方法

1. 坚持大量饮水

肾脏排泄的尿液，对膀胱和尿道起冲洗作用，有利于病菌的排出。坚持每天大量饮水，2～3小时排尿一次，能避免病菌在尿路的繁殖，降低尿路感染的发病率，这是预防尿路感染最实用有效的方法。

2. 保持外阴清洁卫生

外阴潮湿、分泌物较多，是病菌最容易生长繁殖的部位，因此，保持外阴清洁卫生是预防尿路感染最有效的方法之一。女性外阴及尿道口寄居着大量病菌，是发生尿路感染的先决条件。因此，要经常注意外阴的清洁、勤洗澡、勤换内裤，在新婚、月经、妊娠和产褥期，尤其应该注意。

3. 加强饮食调养

身体虚弱、抗病能力低下，常成为尿路感染反复发作、迁延不愈的病理基础。因此，需在给予药物治疗的同时，加强饮食调养。在缓解期宜多吃滋补益肾的食物，如瘦猪肉、鱼虾、木耳等，以增强体质，提高机体免疫力。在发作期以清淡易消化而富含营养的食物为主，多饮淡茶水或白开水，吃一些益气解毒利尿之物，如绿豆汤、冬瓜汤、梨等；要少食菠菜，因为菠菜中含有较多的草酸，草酸与钙结合可生成难溶的草酸钙，容易使慢性尿路感染病人形成结石。此外还要注意忌酒戒烟，不食辛辣刺激之物，如辣椒、蒜、香料等。

4. 重视身心的调节

现代医学模式已经从传统的生物医学模式向社会心理医学模式转变，心理治疗逐步被大家所重视。尿路感染的原因较为复杂，其中情绪波动，如生气、悲伤、急躁均可诱发或加重尿路感染。

5. 尽量避免使用尿路器械和插管

尿路器械容易把尿道远端的病菌带入膀胱和上尿路，尿路插管后易发生持续性菌尿，因此，应尽量避免使用。在必须使用时，要严格消毒，在尿路器械使用48小时后，宜作尿培养，以观察是否发生尿路感染。用尿路器械检查之前，已经有菌尿的病人，宜先控制感染。有些患者当时虽无菌尿，但以前曾有反复发作的尿路感染史或有尿路异常，在尿路检查前后48小时宜服用抗生素以预防感染。

6. 出现发热时宜采用物理降温

如果出现发烧的症状，可以使用物理降温的方法，如使用冰袋放在大血管处，可以起到降温的作用。不要放在肚子上和脚底，以免着凉导致腹泻。

7. 避免污染

引起感染最常见的细菌是大肠杆菌，正常情况下它寄生在肠道里，并不引起病症，但如果由肛门进入尿道口就会导致尿道发炎。所以，大便后用干净的卫生纸擦拭要按从前往后的顺序，以免污染阴道口。如果洗手间有冲洗设备最好认真地冲洗肛门部位。

8. 补充维生素C

维生素C能提高尿液的酸度，使各种诱发尿道感染的细菌不易生存，所以，多喝橙汁、柠檬酸、猕猴桃汁之类富含维生素的饮料，对预防尿路感染有益。

技能06：排便失禁病人护理

排便失禁是指病人排便不受本人意识支配，在毫无知觉的情况下排便，原因是肛门括约肌失去了控制能力。

1. 准备用物

照料排便失禁病人，应准备一次性尿垫，它可缩小潮湿污染的范围，降低皮肤的受损程度。

2. 皮肤护理

做好皮肤护理对排便失禁及卧床病人是极其重要的，主要措施包括更换体位、加强营养、注意卫生、预防感染等，而不是单纯地对排便失禁的护理。

（1）大便失禁病人的床应垫塑料布及布单，然后用旧布等将病人臀部兜住，或用硬纸壳做成簸箕式样，里面垫上废纸放在臀下，方便便后取出倒掉，以减少清洗布类等工作。

（2）掌握病人排便规律，按时放便盆排便。

（3）便后用温水、肥皂洗净会阴及肛门周围，发现臀部有发红现象时，可涂凡士林油、四环素药膏或氧化锌软膏等，夏天可扑些爽身粉。臀红严重的可用60瓦灯泡局部照射，每日两次，每次30分钟，注意勿烫伤病人。

3. 心理护理

护理员要不怕秽臭，关心体贴病人，消除病人羞涩、焦虑的情绪。

4. 进行排便训练

取站位、坐位或卧位，先慢慢收缩肛门肌肉再慢慢放松，每次

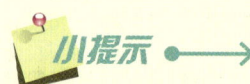

收缩时间为10秒钟，连续练习10次后可稍作休息，然后重复以上练习。每次练习时间为20～30分钟，每天数次，以不感到疲劳为宜。

5. 合理安排饮食

改善膳食结构，为病人提供高蛋白、高热量、易消化、含纤维素多的食物，以利于排便通畅。要增加膳食纤维的含量，以增加粪便的体积，刺激肠蠕动，有助于恢复肠道功能，加强排便的规律性，改善排便失禁状况。

> 每隔2～3小时给病人使用一次便盆，指导病人练习自己排便，逐步恢复肛门括约肌的控制能力。

技能07：便秘病人护理

便秘是指正常的排便形态改变，排便次数减少，排出过干过硬的粪便，且排便不畅、困难。当便秘发生时，用力排便可导致患者颅内压增高，甚至诱发脑疝，危及生命。因此，要重视便秘病人的护理。

1. 长期卧床患者的护理

对长期卧床的患者，要给予腹部按摩。养成定时排便的习惯，最好将排便时间定在早餐后，因早餐后易引起胃结肠反射，此时训练排便易建立条件反射。有便意时及时协助患者排便。

2. 长期鼻饲或进食少患者的护理

（1）昏迷患者病情许可时，给予鼻饲匀浆流食，以保证患者营养需求，维持正常胃肠功能。

（2）消化道反复溃疡无法进食者，留置鼻饲管，密切观察患者胃液的颜色、性状及量，病情许可时尽早进食。进食时先给予米粉、牛奶等保护胃黏膜的食物，先单一品种、后混合，并以清淡、易消化食物为主。

3. 环境和心理护理

> 注意保暖，排便后及时清理，协助清洁肛周。如床单污染，立即更换。

应注意做好患者的心理护理，讲解卧床休息及床上大小便的重要性。保护其隐私，关闭门窗，用屏风遮挡，并处理好排泄物和臭味。

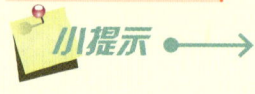

4. 疾病原因导致便秘的护理

（1）脊髓病变者存在感觉障碍，对热敷、按摩、针灸等不敏感，只有利用缓泻剂和人工掏便才能有效缓解便秘。

（2）对于智力障碍患者，应仔细观察进食及排便情况，使其定时进食。如超过3天未排便，采取相应的护理措施，促使患者排便，以减少并发症的发生，减轻便秘对患者造成的不适感。

（3）对于药物引起便秘者，可采取热敷、按摩、针灸等方法促进肠蠕动，无效者，给予缓泻剂、促进肠蠕动药物，必要时人工掏便。

5. 健康指导

（1）保证水分的摄入，每天早晨空腹饮250～300毫升温开水，每天保证2～3升的饮水量，以起到软化粪便的作用。

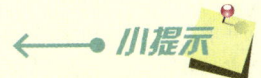

（2）避免进食过少或食物过于精细。食物纤维有亲水性，能吸收水分，使食物残渣膨胀并形成润滑凝胶，在肠内易被推动，残渣能刺激肠蠕动，利于激发便意和排便反射。

> 睡前一杯蜂蜜水或早起一杯淡盐水有助于大便通畅。

（3）保证充足的休息和睡眠，适当使用缓泻剂，减轻压力、放松心情，保持正常的消化功能。轻微便秘可适当使用番泻叶或简易通便剂软化大便，促进排便。

针对容易发生便秘的患者及早进行有效的护理干预，可减少因便秘引起的食欲减退、腹胀、腹痛等，以及用力排便引发的脑出血等并发症的发生。患者如果3～5天未排大便，又无便意，并不表示患者无大便，而是肠道对排便刺激不敏感。此时便秘已发生，应及时采取有效措施，促进患者排便。

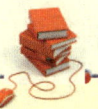

相关链接

便秘发生的常见原因

（1）长期卧床、昏迷、急性脑血管意外等致的偏瘫、肢体功能障碍者，需长期卧床、活动减少，胃肠蠕动减慢，腹肌及膈肌松弛无力，排便时腹内压不足，导致排便困难，使食物在肠道中停留时间延长，从而引起便秘。这是引起便秘的最常见原因。

（2）长期禁食。神经内科重危患者长期昏迷并反复出现应激性胃黏膜病变，多需禁食。部分意识清醒的患者则因脑水肿、颅内压升高、头痛、恶心、呕吐、延髓性麻痹等原因致食欲减退、不思饮食。长期禁食或进食少量流质饮食易造成胃肠功能减退，较容易引起便秘。

(3) 心理、环境因素。长期卧床患者，需经协助床上大小便，不适应周围环境及排便姿势的改变，同时发病的突然性和对预后的担心，导致其产生紧张、焦虑、恐惧等心理，引起交感神经兴奋，胃肠蠕动减弱，自主神经功能紊乱，使规律性的排便活动受到抑制。

(4) 疾病因素。脊髓病变引起的高位截瘫者，常可发生尿潴留和便秘。脑出血、脑梗死等疾病，可引起智力障碍，痴呆患者常有不知自行进食或不能控制饮食的现象，多会引发便秘。

(5) 药物因素。抑郁症患者服用的抗抑郁药，也可能引起便秘。

技能08：简易通便护理

采用简而易行、经济有效的措施，协助病人排便，解除便秘，常用于老年、体弱及久病的便秘病人。所用的通便剂为高渗和润滑剂制成，具有吸出组织水分，稀释、软化粪便和润滑肠壁、刺激肠蠕动的作用。常用的简易通便方法有：

1. 开塞露通便法

开塞露由50%甘油或小量山梨醇制成，装于密闭的塑料胶壳内。

用量：成人20毫升，小儿10毫升。用时将顶端剪去，先挤出药液少许起润滑作用，然后轻轻插入病人肛门，将药液全部挤入，嘱病人忍耐5～10分钟，以刺激肠蠕动、软化粪便，达到通便目的。

2. 甘油栓通便法

甘油栓由甘油明胶制成，为无色透明或半透明栓剂，呈圆锥形，具有润滑作用。使用时，操作者戴手套或手垫纱布将甘油栓取出，捏住栓剂较粗的一端，将尖端插入病人肛门内6～7厘米，用纱布抵住肛门口轻揉数分钟，利用机械刺激和润滑作用达到通便目的。

3. 肥皂栓通便法

将普通肥皂削成底部直径1厘米、长3～4厘米的圆锥体，蘸热水后插入病人肛门（方法同甘油栓通便法）。肥皂的化学性和机械性刺激作用会引起自动排便。

> 肛门黏膜溃疡、肛裂及肛门有剧疼痛者，均不宜使用。

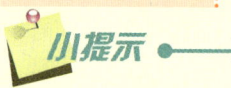 小提示

4. 按摩

用右手食指、中指和无名指深深按在腹部，自右下腹盲肠部开始，沿结肠蠕动方向，即按升结肠、横结肠、降结肠、乙状结肠顺序进行推压，如此反复按摩。或在乙状结肠部，由近心端向远心端做环状按摩，每次10分钟，每日两次，可帮助排便。

技能09：人工通便护理

人工取便法是用手指取出嵌顿在直肠内的粪便。由于较长时间的便秘，大量粪便瘀积在直肠内，加之肠腔吸收水分过多，粪便易形成粪石，久之嵌顿在肠内。经灌肠或通便后仍无效时，可采取人工取便法以解除病人的痛苦。

1. 准备用物

无菌手套1只，弯盘，橡胶布及治疗巾（或一次性尿布垫）各1块，肥皂液，卫生纸，便盆。

2. 操作方法

向病人说明目的，消除其紧张、恐惧心理，以取得合作。嘱病人左侧卧位，右手戴手套，左手分开病人臀部，右手食指涂肥皂液后，伸入病人直肠内，慢慢将粪便掏出，放于便盆内。取便完毕后，给予热水坐浴，以促进血液循环，减轻疼痛。整理用物，洗手，做好记录。

3. 注意事项

（1）动作轻柔，避免损伤肠黏膜或引起肛门周围水肿。

（2）勿使用器械掏取粪便，避免误伤肠黏膜而造成损伤。

（3）取便时，注意观察病人，如发现其出现面色苍白、出冷汗、疲倦等反应，必须暂停，休息片刻后再操作。

技能10：灌肠通便护理

灌肠是将一定量溶液通过肛管由肛门经直肠灌入结肠，以帮助病人排便、排气，也可借助输入药物，达到诊断和治疗的目的。

1. 大量不保留灌肠

大量不保留灌肠是为了软化和清除粪便，排除肠内积气，清洁肠道，为手术、检查或分娩做准备，稀释和清除肠道内的有害物质，为高热病人降温。

（1）用物

治疗盘内备灌肠筒1套、肛管、弯盘、止血钳、棉签、卫生纸、水温计、橡胶单和治疗巾，另外准备好便盆、输液架、屏风。

（2）常用溶液

生理盐水，1%肥皂水。

（3）液量

成人每次用量为500～1 000毫升，老年人用量为500～800毫升，小儿用量为200～500毫升。

（4）温度

液体温度为39～41度，降温用温度为28～32度，中暑病人可用4度等渗冰盐水。

（5）操作步骤

1）备齐用物携至病人床边，向其说明目的，消除病人顾虑，以取得合作，嘱其排尿，大病室用屏风遮挡病人。

2）协助病人取左侧卧位，脱裤至膝部，右腿屈膝，左腿自然伸直，臀部移至床边，将橡胶单和治疗巾垫于臀下，弯盘置于臀边。

3）挂灌肠筒于输液架上，液面距肛门40～60厘米。润滑肛管前端，将肛管与灌肠筒上的玻璃接管相接，放出少量液体，排出管内气体。用止血钳夹紧橡胶管，左手持卫生纸分开病人臀部，显露肛门，嘱其张口呼吸，使肛门括约肌放松，按解剖特点插管，即先向前再右后，轻轻插入直肠10～15厘米，松开止血钳，固定肛管，使溶液缓缓流入。

4）观察灌肠筒内液面下降情况，如溶液流入受阻，可稍移动肛管，必要时检查有无粪块阻塞。若病人有便意，应将灌肠筒适当放低，减慢流速，并嘱病人深呼吸，减轻腹压。

5）待溶液将流尽时，夹住橡胶管，用卫生纸包住肛管拔出放入弯盘内，擦净肛门。嘱病人平卧并尽可能保留5～10分钟后排便，以利粪便软化。

6）不能下床的病人，给予便盆，将卫生纸放在病人易取处。

7）便毕协助虚弱病人擦净肛门，取出便盆、橡胶单和治疗巾，帮助病人洗手。整理床铺，开窗通风。然后观察大便情况，必要时留取标本送检。

8）整理、洗净灌肠用物，并消毒备用。

9）记录结果，在当天体温单的大便栏内做好记录。

如病人肛门括约肌失去控制能力，可取仰卧位，臀下置便盆，勿暴露病人下肢，盖好被子。

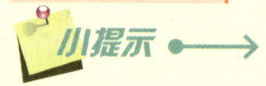

灌肠过程中注意观察病人的反应，若出现面色苍白、出冷汗、剧烈腹痛、脉速、心慌气急，应立即停止灌肠，通知医生进行处理。肝昏迷病人禁用肥皂水灌肠，以减少氨的产生和吸收。

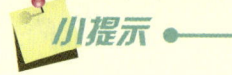

2. 小量不保留灌肠

小量不保留灌肠是为了软化粪便，为保胎孕妇、病重者、年老体弱者、小儿等解除便秘，为腹部及盆腔手术后肠胀气病人排除肠道积存气体，减轻腹胀。

（1）用物

治疗盘内备注洗器、药杯或量杯（盛指定溶液）、肛管、温开水5～10毫升，弯盘，卫生纸，橡胶单和治疗巾，润滑油，止血钳，便盆，屏风。

（2）常用溶液

1）50%硫酸镁30毫升、甘油60毫升、38度温开水90毫升。

2）油剂，即甘油50毫升加等量温开水，多用于老年人、体弱者、幼儿和孕妇。

（3）操作步骤

1）备齐用物携至病人床边，其他准备工作同大量不保留灌肠。

2）润滑肛管前端，用注洗器吸取溶液，连接肛管，排气后夹住肛管，轻轻插入直肠内10～15厘米，松开止血钳，将溶液缓缓注入。灌毕将肛管末端抬高，使溶液全部注入，然后反折肛管，轻轻拔出，放于弯盘内。

3）嘱病人平卧并尽可能保留10～20分钟后排便。

3. 清洁灌肠

清洁灌肠是为了彻底清除滞留在结肠内的粪便，为直肠、结肠检查和手术做准备。清洁灌肠可稀释肠内毒素，促其排出并进行物理降温。

（1）用物

同大量不保留灌肠。

（2）常用溶液

1%肥皂液，等渗盐水。

（3）操作步骤

反复多次进行大量不保留灌肠，第一次用肥皂水灌肠，排便后，再用生理盐水灌肠，直至排出液清洁无粪块为止，注意灌肠时压力要低（液面距肛门不超过40厘米）。灌肠应在检查或手术前1小时完成，禁用清水反复多次灌洗，以防水与电解质紊乱。

4. 保留灌肠

保留灌肠是通过肛门灌入药物，使药物保留在直肠或结肠内，通过肠黏膜吸收，达到治疗目的。常用于镇静、催眠及应用肠道杀菌剂等。

(1) 用物

同小量不保留灌肠，选择较细肛管。

(2) 常用溶液

1) 镇静、催眠：用10%水合氯醛，剂量遵医嘱，加等量温开水或等渗盐水。

2) 肠道杀菌剂：2%黄连素，0.5%～1%新霉素及其他抗生素等，剂量遵医嘱，药量不超过200毫升，温度39～41度。

3) 肠道营养剂：10%葡萄糖溶液或牛奶等。

(3) 操作步骤

1) 备齐用物携至病人床边，向其说明目的，以取得合作。

2) 保留灌肠前嘱咐病人排便或给予排便性灌肠一次，以减轻腹压并清洁肠道，便于药物吸收。

3) 肠道病患者以在晚间睡眠前灌入为宜，灌肠时臀部应抬高10厘米，以利于药液保留。卧位根据病变部位而定，如慢性痢疾病变多在乙状结肠和直肠，故以采用左侧卧位为宜；阿米巴痢疾病变多见于回盲部，应采取右侧卧位，以增强治疗效果。

4) 其他操作同小量不保留灌肠，但入肛管要深，为15～20厘米，溶液流速宜慢，压力要低（液面距肛门不超过30厘米），以便药液保留。

5) 折管拔出后，用卫生纸在肛门处轻轻按揉，嘱咐病人保留1小时以上，以便药物吸收，并做好记录。

> 为提高疗效，灌肠前应嘱咐病人先排便。肛门、直肠、结肠等手术后病人及排便失禁者均不宜做保留灌肠。

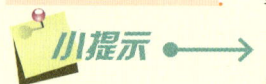

技能11：腹泻病人护理

腹泻是一种常见的消化系统疾病，俗称"拉肚子"，是指每日大便3次以上，并且是稀便。

1. 腹泻的危害

腹泻时，体内的水分和盐分大量丢失。

水分丢失，会使人体处于脱水状态，导致血容量减少、血黏度增加，血流缓慢，形成血栓，从而阻塞血管。阻塞冠状动脉时，易发生心绞痛、心肌梗死；阻塞脑血管时，会发生缺血性中风。

盐类，含钾、钠、钙、镁等金属离子，是人体重要的阳离子，除维持血液酸碱平衡外，还维持着心跳节律和神经传导，阳离子的大量丢失会导致心率失常，甚至猝死。

2. 腹泻的护理

（1）饮食护理

腹泻时不但不能禁食，还应适当补充一些营养丰富且容易消化的食物，如藕粉、鸡蛋面糊、豆浆、细面条、豆腐脑、大米莲子粥、小米扁豆粥、薄皮馄饨等，并应做到少食多餐，让其细嚼慢咽，以利营养素的消化吸收。

（2）补充水分

腹泻时常有不同程度的脱水，因此，应鼓励病人多喝淡盐开水、菜汤、米汤、绿豆汤、西瓜汁等，以补充损失的水分和无机盐，维持体内酸碱平衡，促使身体早日康复。

（3）排便后清洁

腹泻会造成肛门周围溃烂，因此，每次排便后要用温水冲洗或用温毛巾擦拭，必要时可在肛门周围涂药膏。

（4）及时就医

对病人的腹泻应予以高度重视，腹泻除具有上述危害外，还可能是肠炎、肠癌等严重病症的重要症状，长期严重腹泻的发生极有可能是肠炎、肠癌等病症在作怪。

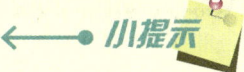

> 病人发生腹泻时应及时到正规专业医院进行治疗，切不可拖延，以免引发不良后果。

 相关链接

腹泻病人的饮食选择

有人认为急性腹泻时应该不吃不喝，腹泻就会减轻，因为吃得越多，喝得越多，腹泻就越频繁。其实，对腹泻患者要根据不同情况区别对待。

总的饮食调节原则是清淡饮食（低脂肪、低蛋白质饮食），减轻胃肠道负担，避免刺激性食物，如乳制品、辛辣食品等。

1. 分阶段

（1）腹泻症状未能控制时，如炎症急性期，应少食以减轻胃肠负担，不应过早地进食所谓"补"的饮食。

（2）在症状控制后的恢复期，应逐渐加强食物中的营养成分。

（3）对一些病程较长、体质较差者，可给予不必经消化即可吸收的营养物质。

（4）对病情较重者，要考虑禁食，改从静脉补充各种营养成分，如胃肠外营养。

2. 分病因

（1）急性胃肠炎腹泻一般恢复较快，应以清淡流质或半流质饮食（米汤或稀粥）为主。如果症状较重则应短期禁食或仅口服糖盐水，以便腹泻恢复。

（2）对肠易激综合征引起的腹泻，注意避免食用敏感食物及产气食品/饮料，如奶制品、卷心菜、豆类、面制品、洋葱、葡萄干、含气饮料等。

（3）由慢性胰腺炎、胰腺癌、糖尿病、胃部大切术、乳糖酶缺乏症等引起的吸收不良综合征患者常出现慢性稀水样便或糊状便，常漂浮油脂层或油花（也叫脂肪泻），并伴有消瘦、乏力、贫血、水肿等。对此类患者应给予低脂肪、高蛋白质饮食，脂肪量控制在正常的一半或更低水平。饮食要富含维生素、矿物质及微量元素。

（4）腹胀肠鸣者应少食糖类食品，不能耐受牛乳的乳糖酶缺乏症者应改食酸奶，即可纠正腹泻症状。

3. 分年龄

通常来说，成人轻度腹泻，可控制饮食，禁食牛奶、肥腻或渣多食物，多食清淡、易消化的半流质食物。

技能12：肠胀气病人护理

肠胀气是指胃肠道内有过量气体积聚，不能排出。对肠胀气病人的护理方法如下：

（1）心理护理。向病人解释出现肠胀气的原因、治疗及护理方法，缓解病人的紧张情绪。

（2）调整饮食习惯。指导病人养成细嚼慢咽的好习惯；注意饮食合理，食用易消化食物，不要食用产气食物或饮料，如豆类、糖、油炸类食物及碳酸饮料等。

（3）适当活动。鼓励病人进行适当活动，如协助病人下床活动，卧床病人经常更换卧位等。

（4）按摩。可做腹部按摩或进行腹部热敷。

（5）必要时进行肛管排气。

技能13：二便标本采集

1. 小便采集

尿标本最好取清晨第一次尿的中段尿。晨尿浓度高，不受进食及服药的影响。标本的容器应清洁、干燥无杂质。晨尿采集后在2小时内送检。

2. 粪便常规标本收集

粪便常规标本采集的目的是检查粪便颜色、性状、有无脓血、寄生虫卵等。

（1）采集用物

蜡纸盒、竹签。

（2）操作方法

清晨留取标本，用竹签取5克大便（似蚕豆大小），放入蜡纸盒中送检。如为腹泻病人，应取脓、血、黏液等异常部分，如为水样便，可盛于大口玻璃瓶中送验。

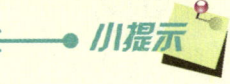

采集标本时要求大便新鲜，不可混入其他血及尿，选择脓、血及黏液部分或采集表面不同部分。

第四单元

生命体征观察与护理

- 生命体征观察与护理基础知识
- 生命体征观察与护理技能要求

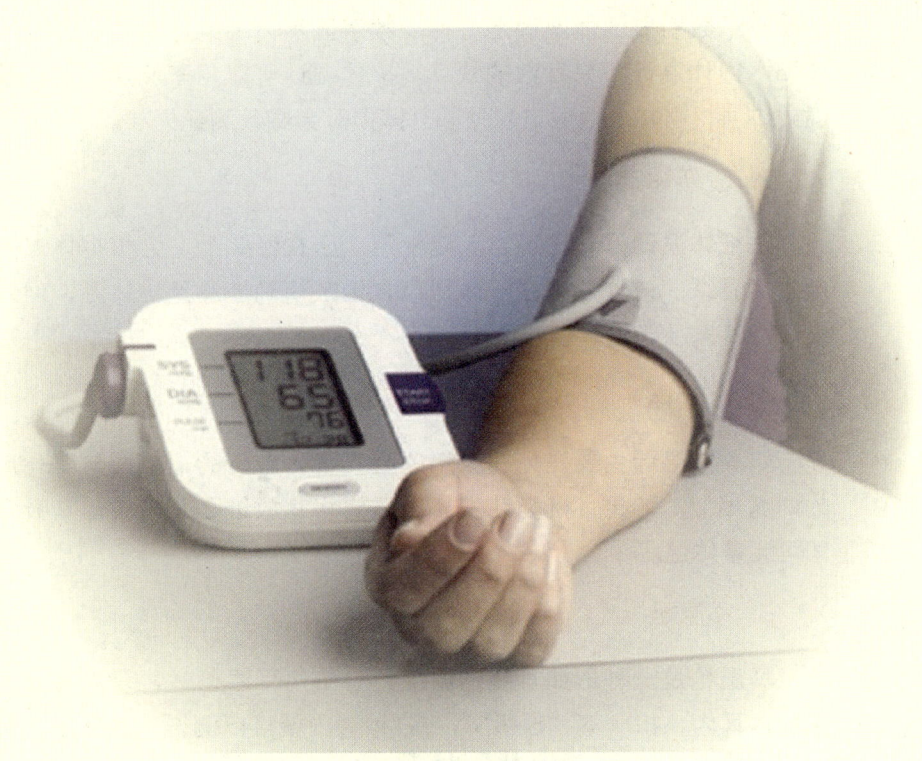

模块一　生命体征观察与护理基础知识

知识01：体温计的种类

常用的体温计有以下几种：

1. 玻璃水银体温计

玻璃水银体温计测量出来的体温最准确，但由于刻度过细，测量时不容易读数，且容易破损。

依据方便人体测量部位不同，又可将玻璃水银体温计分为肛温表（身圆头粗）、腋温表（身扁头细）、口温表（身圆头细）三种。

2. 电子数字显示体温计

电子数字显示体温计是一种以数字显示体温的体温计，弥补了玻璃水银体温计不易读数的缺点。该体温计可以用来测量肛温、腋温或口温，当其电池弱电、受潮、摔损时会导致测量失准。

3. 贴纸体温计

贴纸体温计是一种可以反复使用、压在额头上，会根据体温变色的测温纸。该体温计由于体积小，无法精确地测量出体温，但外出旅行时携带起来非常方便。

4. 奶嘴体温计

奶嘴体温计主要是为在吸奶的婴儿量体温用的，外形与婴儿用的奶嘴相似。如果怀疑婴儿发烧，只要将它放进婴儿口中让其吸食即可测量体温。

5. 耳温枪

耳温枪是一种形如耳镜的温度计。使用耳温枪时，只需将其一头放入耳内，扣一下"扳机"，在1秒钟内就可以测得人的体温。价格昂贵，不适用于一般家庭。

6. 一次性体温计

该体温计外形稍大且扁平，可以精确地量出口温，用一次就抛弃，相对来说成本较高。

知识02：体温的观察

1. 正常体温

正常的体温范围如下表所示。

正常体温

部位	平均温度（度）	正常范围（度）
口温	37.0	36.3～37.2
肛温	37.5	36.5～37.7
腋温	36.7	36.0～37.0

2. 异常体温的观察

异常体温包括发热和体温过低两种情况。

（1）发热

在致热原作用下，导致体温超出正常范围，称为发热。以口温为例，发热分为以下四种类型：

1）低热：体温37.5～37.9度。

2）中度热：体温38～38.9度。

3）高热：体温39～40.9度。

4）过高热：体温41度以上。

在不同的阶段，发热的主要表现也不一样，具体如下图所示。

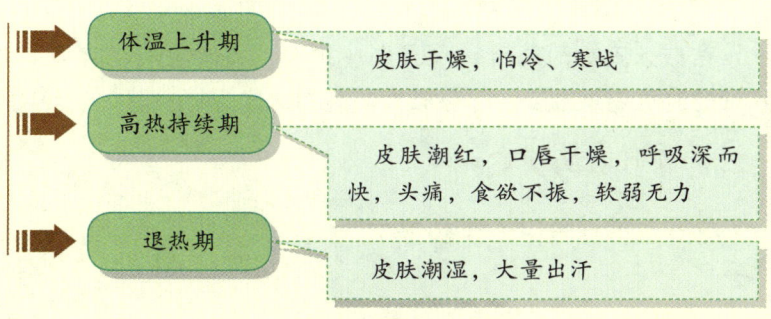

不同发热阶段的表现

（2）体温过低

体温在35.0度以下称为体温过低，常见于全身衰竭的危重病人。体温过低时，病人表现为躁动、嗜睡（甚至昏迷）、心跳频率减慢、血压降低、颤抖、肤色苍白、四肢冰冷。

知识03：脉搏的观察

随着心脏的收缩和舒张，在表浅动脉上可摸到一次搏动，称为脉搏。每分钟脉搏搏动的次数称为脉率。脉率和心率是一致的，当脉搏微弱难以测得时，应测心率。

1. 正常脉搏及生理性变化

正常成人在安静时的脉搏为每分钟60～100次，节律规则。

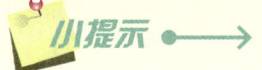

脉率可随年龄、性别、劳动和情绪等因素而变化。一般幼儿比成人快，病人较慢；女性比男性稍快；运动和情绪激动时可增快，休息和睡眠时较慢。

2. 异常脉搏的种类

异常脉搏的种类如下表所示。

异常脉搏的种类

异常脉搏的种类	具体表现
心动过速	成人脉率每分钟超过100次
心动过缓	成人脉率每分钟低于60次
细脉	脉率少于心率，快慢不一，强弱不等，极不规则
洪脉	脉搏强大有力
丝脉	当心输出量减少、动脉充盈度降低时，脉搏细弱无力

知识04：呼吸的观察

1. 正常呼吸及生理变化

正常成人安静时每分钟呼吸16～20次，节律规则，均匀平稳，受意识控制可随意改变。呼吸频率与脉率之比为1：4。

呼吸可随年龄、劳动、情绪等因素改变。病人稍慢，活动和情绪激动时增快，休息和睡眠时较慢。

2. 异常呼吸的观察

异常呼吸的种类如下表所示。

异常呼吸的种类

异常呼吸的种类	具体表现
频率异常	（1）呼吸过速：指呼吸频率超过24次/分钟。常见于发热、疼痛、甲状腺功能亢进等病人。一般体温每升高1度，呼吸频率增加3~4次/分钟 （2）呼吸过缓：指呼吸频率低于12次/分钟。常见于颅内压增高、巴比妥类药物中毒等病人
深度异常	（1）深度呼吸：一种深而规则的大呼吸。常见于糖尿病酮症酸中毒和尿毒症酸中毒等病人 （2）浅快呼吸：一种浅表而不规则的呼吸，有时呈叹息样。常见于呼吸肌麻痹、某些肺与胸膜的疾病的病人，也可见于濒死病人
节律异常	（1）潮式呼吸：一种由浅慢逐渐变为深快，然后再由深快转为浅慢，经过一段呼吸暂停（5~20秒）后，又开始重复以上周期性变化的呼吸，其形态犹如潮水起伏。多见于中枢神经系统疾病，如脑炎、脑膜炎、颅内压增高、巴比妥类药物中毒等病人 （2）间断呼吸：表现为有规律的几次呼吸后，突然停止呼吸，间隔一个短时间后又开始呼吸，如此反复交替，常在临终前发生
声音异常	（1）蝉鸣样呼吸：表现为吸气时产生一种极高的似蝉鸣样的音响。常见于喉头水肿、喉头异物等病人 （2）鼾声呼吸：表现为呼吸时发出一种粗大的鼾声，是由于气管与支气管内有较多的分泌物积蓄所致。多见于昏迷的病人
形态异常	（1）胸式呼吸减弱、腹式呼吸增强：由于肺、胸膜或胸壁的疾病，如肺炎、胸膜炎、肋骨神经痛产生剧烈疼痛时，均可使胸式呼吸减弱、腹式呼吸增强 （2）腹式呼吸减弱、胸式呼吸增强：由于腹膜炎、大量腹水、肝脾极度肿大、腹腔内巨大肿瘤等使膈肌下降受限，造成腹式呼吸减弱、胸式呼吸增强
呼吸困难	（1）呼气性呼吸困难：表现为呼气费力，呼气时间延长。常见于支气管哮喘、阻塞性肺气肿的病人 （2）吸气性呼吸困难：表现为吸气显著困难，吸气时间延长，有明显的三凹征（胸骨上窝、锁骨上窝、肋间隙出现凹陷）。常见于气管阻塞、气管异物、喉头水肿的病人 （3）混合性呼吸困难：表现为吸气、呼气均感费力，呼吸频率增加。常见于重症肺炎、广泛性肺纤维化、大面积肺不张、大量胸腔积液的病人

知识05：血压的观察

1. 正常血压

正常血压以脑动脉血压为标准，成人安静时收缩压为90～140毫米汞柱（1毫米汞柱=133.322 4帕斯卡），舒张压为60～90毫米汞柱，脉压（收缩压与舒张压之差）为30～40毫米汞柱。

2. 血压的生理性变化

（1）昼夜变化和睡眠的影响：一般傍晚高于清晨，休息和睡眠不佳时，血压稍增高。

（2）环境的影响：寒冷环境中，血压可增高；高热环境中，血压可下降。

（3）心理的影响：在精神紧张、兴奋、运动时收缩压可增高，舒张压无明显变化。

3. 异常血压的观察

（1）高血压

收缩压达到140毫米汞柱或以上，舒张压在90毫米汞柱或以上称为高血压。常见于动脉硬化、肾脏疾病、颅内压增高等病人。

（2）低血压

收缩压低于90毫米汞柱，舒张压低于50毫米汞柱称为低血压。常见于大量失血、休克、急性心力衰竭、心肌梗死等病人。

模块二　生命体征观察与护理技能要求

技能01：测量体温

1. 测量前准备

（1）如使用的是玻璃水银体温计，测量体温前，应用拇指和食

甩时要注意四周，避免将体温计碰破。

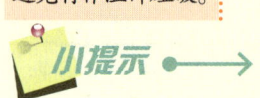

指握紧体温计上端，手腕急速向下向外甩动，将水银柱甩到35度以下。

（2）测量体温30分钟前应充分休息，避免饮水、进食、洗澡、擦浴、热敷、做体力活动、情绪激动等。

2. 口测法

（1）用75%酒精给体温计消毒，将水银端斜放在舌下热窝处，嘱咐病人闭口用鼻呼吸，勿用牙咬，不能讲话，防止咬断体温计或脱出。

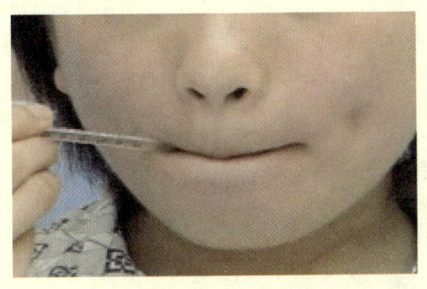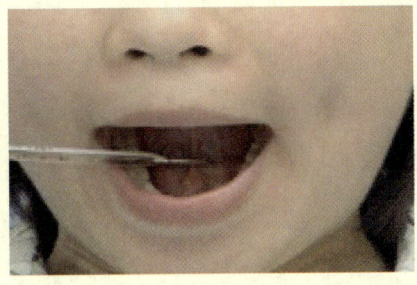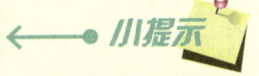

口测法不要用于神志不清的病人和婴幼儿；若进食应隔30分钟后才可测量。

（2）测量时间：3分钟。
（3）正常值：36.3～37.2度。

3. 腋测法

此法不易发生交叉感染，是测量体温最常用的方法。适用于昏迷、抽搐、呼吸困难、剧烈咳嗽或口部有损伤的病人。

（1）先将体温计水银柱甩至35度以下。
（2）解开衣扣，擦干腋下。
（3）将体温计的水银端放于病人腋窝正中顶部，嘱病人屈臂过胸，将体温计夹紧。

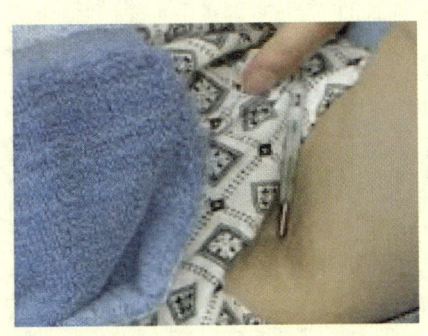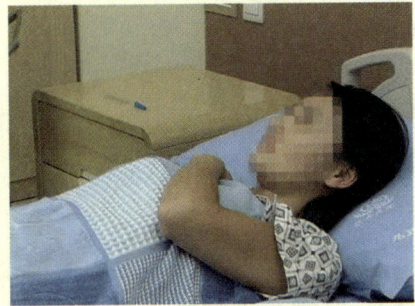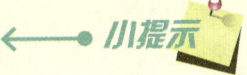

在用腋测法测量体温时，嘱病人不能乱动，以免发生体温计滑落的意外情况。记录时应注明是腋测体温。

（4）测量时间：7～10分钟。

（5）正常值：36～37度。

4. 肛测法

肛测法多用于昏迷病人或小儿。

（1）测温时病人需要屈膝侧躺或仰卧露出臀部。

（2）将水银端蘸润滑剂轻轻插入肛门内2.5～3.5厘米，最好帮着用手轻轻提着体温计的另一端。

（3）测量时间：3分钟。

（4）正常值：36.5～37.7度。

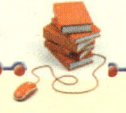

小提示

肛门测温需用专门的肛门体温计；使用时应在体温计水银端涂些凡士林等润滑剂。记录时应注明是肛测体温。

5. 读体温计的方法

（1）常规体温计

对着光线，用拇指和食指拿好体温计，左右转动，直到看清水银柱为止。从侧面看可以看到一条细线，从正面看可以看到一条粗线，粗线顶端所指的刻度即表示体温，旁边的数字即为读数。

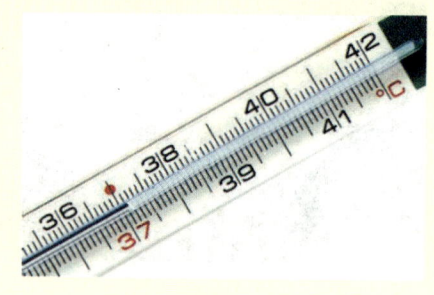

（2）电子数字显示体温计

从显示数字中即可直接读取体温，有的体温计上还有记忆功能。

相关链接

水银体温计破损的处理措施

如果水银体温计不小心破损了，需要及时采取处理措施：

（1）在有水银滴散落的地方，取适量硫黄全部覆盖，再仔细进行清扫，然后将污染垃圾收集到密封的瓶子或其他容器中。

（2）对水银有可能散落的地方应用小电扇吹，使没有找到的水银滴尽快变成气体挥发掉。

（3）人员应尽量离开，保持开窗通风，尽快更换新的空气。

（4）假如暂时没有硫黄，也可以将生鸡蛋打碎后代替硫黄覆盖于水银滴上。

（5）应将被污染到的东西放在远离人群、通风良好的地方长时间晾晒。

（6）装污染垃圾的容器应尽快集中妥善处理。

技能02：体温过高的护理

1. 使用冰袋降温

使用冰袋可降温、镇痛、消肿、止血、阻止发炎或化脓。

（1）准备用物

冰袋（囊）及布套，冰块，锤子，帆布袋，水盆。

（2）操作步骤

1）将冰块放入帆布袋内，用锤子敲成小块，放入盆中，用冷水冲去棱角，以免其棱角损坏冰袋而漏水，造成病人不适。

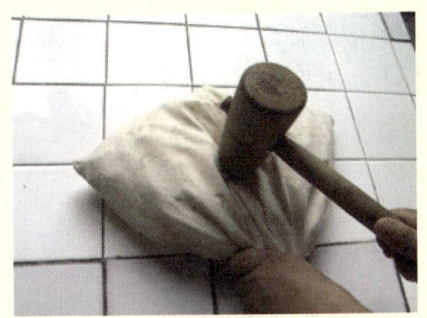
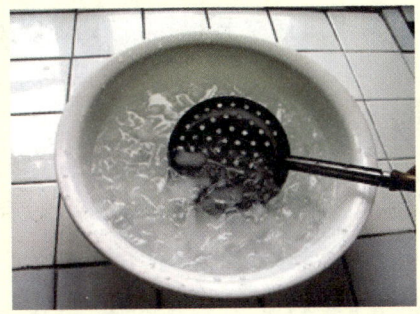

2）将小冰块装入冰袋或冰囊内约1/2满，排尽空气，扎紧袋口后擦干。然后倒提抖动，检查无漏水后装入布套。

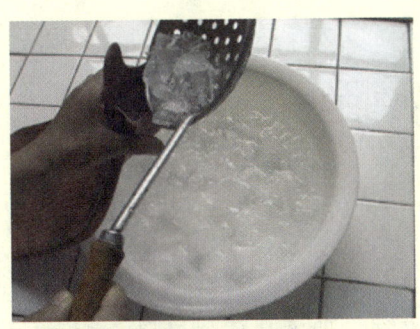
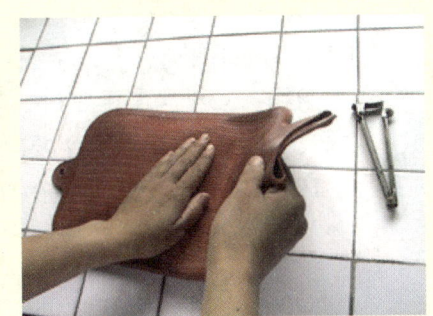
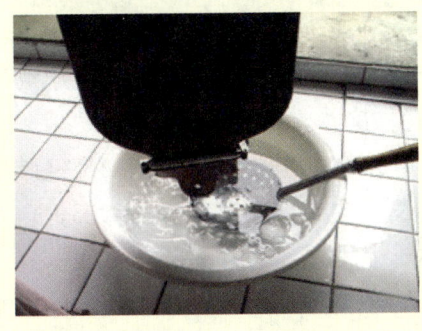
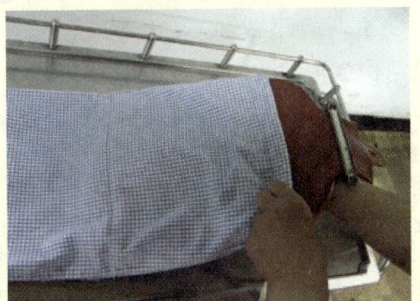

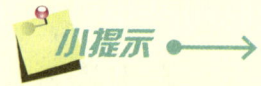

小提示

使用期间，询问病人感受，注意观察冰袋（囊）的情况及局部皮肤的颜色，看有无冻伤，及时更换冰袋（囊）。

3）携冰袋（囊）至床旁，向病人作好解释后，将冰袋放于需要部位。高热病人，可放在前额、头顶、颈部、腋下、腹股沟等部位；扁桃体摘除术后病人，可放在颈前颌下，必要时，可向病人说明，用三角巾两端在颈后部系好。鼻部冷敷时，应将冰袋（囊）吊起，仅使其底部接触鼻根，以减轻压力。

4）30分钟后复测体温，观察降温效果。若采用腋下测温，则要在未放置冰袋侧测量体温。

5）体温下降后取出冰袋（囊），整理床单位，协助病人取合适体位。

6）将冰袋（囊）倒空，倒挂晾干后，吹入少许空气，拧紧袋（囊）口存放于干燥阴凉处，以免两层橡胶粘连。

7）洗手，记录冷疗的部位、时间及冷疗的效果和反应。

（3）注意事项

1）每10分钟观察冷疗部位皮肤状况，若有苍白、青紫、灰白、颤抖、疼痛或麻木感立即停止使用。

2）化学冰袋使用前应检查有无破损，防止破损后化学物质渗漏，造成皮肤损伤。

3）密切关注体温变化，降温后的体温不宜低于36度，如有异常及时报告。

2. 温水擦浴降温

（1）准备工作

1）用物：32～34度温水1盆、小毛巾2块、大毛巾、冰袋、热水袋、布套、屏风、体温计，必要时备干净衣裤。

2）环境：温度适宜，最好在22～24度；关闭门窗，用屏风遮挡。

（2）操作步骤

1）备齐用物携至床前，向病人作好解释。头部放冰袋（以助降温并防止由于擦浴时体表血管收缩，血液集中到头部，引起充血），脚下置热水袋。

2）协助病人露出擦拭部位，下垫大毛巾，拧干浸湿的小毛巾缠在手上成手套式，以离心方向边擦边按摩，其顺序如下：

①露出一侧上肢，自颈部沿上臂外侧擦至手背，自侧胸部经腋窝内侧擦至手心，同法擦拭另一上肢；使病人侧卧，露出背部，自颈向下擦拭全背部，擦干后穿好上衣。

②露出一侧下肢，自髋部沿腿的外侧擦至足背，自腹股沟的内侧擦至踝部，自股下经腘窝擦至足跟，同法擦拭另一下肢。擦干后

穿好裤子，移去热水袋盖好被子。

3）30分钟后复测体温，并记录于体温单上。如体温降至38.5度，应取下头部冰袋。

4）协助病人取舒适体位，处理用物。护理员洗手，记录体温变化。

（3）注意事项

1）擦拭过程中，应观察病人全身情况，如有寒战、面色苍白、脉搏及呼吸异常，应立即停止，通知医生。

2）中暑、高热患者可同时置冰袋于颈、腋、腹股沟等处，协助降温。

3）禁擦胸前区、腹部、后颈，这些部位对冷刺激敏感，易引起不良反应。

4）擦拭腋下、掌心、腹股沟、腘窝、脚心等部位，用力可略大，时间可稍长，有利于降温。

3. 化学降温

化学降温主要指应用退热药，通过体温调节中枢减少产热，加速散热，而达到降温目的的方法。常用退热药有维C银翘片或银翘解毒片、阿司匹林等。

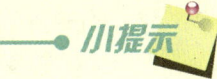

退热药要慎用，最好在医生嘱咐下服用。

4. 后期护理

（1）休息

休息可以减少能量的消耗，有利于身体的康复。高热者需要卧床休息，低热者酌情减少活动，适当休息。同时，要保证室内温度适宜、环境安静、空气流通等。

（2）饮食

饮食主要以高热量、高蛋白、高维生素、易消化的流质食物或半流质食物为主。保证食物的色、香、味，鼓励少量多餐，以补充高热的消耗，提高机体的抵抗力。病人每日需要饮水2 500～3 000毫升，以补充高热消耗的大量水分，促进机体毒素和代谢产物的排出。

（3）保持清洁与舒适

1）加强口腔护理。发热时由于唾液分泌减少，口腔黏膜干燥，且抵抗力下降，容易出现口腔感染，因此应在晨起、餐后、睡前协助病人漱口，保持口腔清洁。

2）加强皮肤护理。退热期往往会大量出汗，应随时擦干汗液，

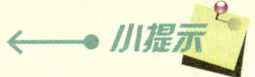

对于长期持续高热的卧床者，要注意防止褥疮的发生。

更换衣服和床单，防止受凉，保持皮肤的清洁干燥。

（4）心理护理

1）体温上升期，病人会因突然出现发冷、发抖、面色苍白而产生紧张、不安、害怕等心理反应。因此，应经常关心病人，尽量满足病人的需要。

2）高热持续期，应尽量帮助病人解除高热带来的身心不适，满足其合理需要。

3）退热期，应满足病人舒适的心理需要，注意清洁卫生。

（5）安全护理

任何时候都必须注意安全，高热者有时会出现躁动不安、谵妄，应防止坠床、舌咬伤，必要时可加床挡或用约束带固定病人。

（6）加强病情观察

观察体温，一般每日测量体温4次，高热时应每4小时测量1次；当体温恢复正常3天之后，改为每日测量1~2次，并观察记录其热型及伴随症状、治疗效果等。

（7）健康教育

让病人了解休息、饮水、饮食的重要性，能够配合护理，以更快地恢复身体健康。

技能03：体温过低护理

1. 体温过低的种类

体温过低有多种类型，其中主要是全身体温降低和核心体温降低，需要正确区别，以便采取合理的方法来处理。

（1）全身体温降低

人体散热大于产热时，可引起体温过低。体温过低最常见于寒冷季节或浸泡在水中，严重外伤后也可发生体温过低。固定不动，穿湿衣服，吹了寒风和躺在寒冷的物体表面，可增加发生体温过低的危险性。

（2）核心体温降低

核心体温降低导致体温低于正常范围。体温不升，在35度以下，皮肤表现为白、紫、凉，出现冷漠嗜睡，手脚笨拙，精神错乱，虚幻，呼吸减慢或停止，心跳减慢、不规则，最后停止。

2. 现场处理

当遇到体温过低的情况时，应该采取合适的方法进行处理。

（1）发现体温过低要及时处理，防止身体热量进一步散失，可置身于室内、避风处。

（2）脱去潮湿的衣服（不能一次脱光），每次脱一件外套，换上干衣。

（3）不要让病人直接躺于地面，要采取保暖措施，如用身体或温热岩石温暖病人。

（4）病人清醒时，增加食物供给，注意营养，以尽快提供热量。

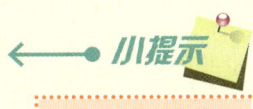

可选择进食加热的食物。

（5）进行适量的运动。鼓励病人选择温暖的中午时间到户外散步。对易于发生冻疮的部位，有必要经常活动或按摩。

（6）避免接触导热快的物体。如金属与赤手，或雪与臀部的接触，会使热量加速丧失，引起局部冻伤。

3. 注意事项

体温过低加重时，必须从体外加热。但如进行体外快速加热反而会促使冰冷的血液流入体内，进一步加重病情。可将热体放在以下部位：腰背部、胃部、腋窝、后颈、腕部、裆部，这些部位的血流接近体表，可以携带热量进入体内。绝对不要通过饮酒来御寒。

技能04：测量脉搏、呼吸

1. 准备工作

记录本、笔和有秒针的表。

2. 测量部位

常选择桡动脉，其次为颞动脉、颈动脉、肱动脉、腘动脉、足背动脉和胫后动脉。

压力大小以能清楚触到脉搏为宜，计数30秒，对患心脏病的病人应测1分钟，必要时听心率。

3. 操作步骤

（1）测量前向病人解释，将病人手臂放于舒适位置（腕部伸展），护理员将食指、中指、无名指的指端按在桡动脉表面，测量计数。

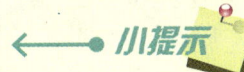

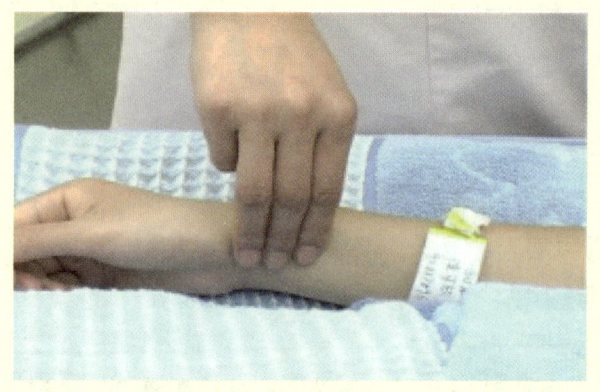

（2）测脉搏后手不离开诊脉部位，观察病人胸或腹部的起伏（一起一伏为一次呼吸，并注意节律及深度变化），测量计数，并记录。

4. 注意事项

（1）病人如有剧烈活动，应先休息20分钟再测量。

（2）勿用拇指诊脉，因拇指小动脉搏动较强，易与病人的脉搏相混淆。如为偏瘫病人测脉搏，应选择健侧肢体。

（3）一般病人计数30秒，对呼吸不规则的病人要数满1分钟。呼吸微弱不易观察时，可用少许棉花置于病人鼻孔前，观察棉花被吹动次数，计数1分钟。

技能05：异常脉搏的护理

（1）指导病人增加卧床休息时间，适当活动，以减少氧的消耗。

（2）密切观察脉搏脉率、节律、强弱，观察用药后的不良反应。

（3）进行有针对性的心理护理，以缓解病人的紧张、恐惧情绪。

（4）说服病人要情绪稳定、戒烟限酒、饮食清淡易消化，勿用力排便，自我观察用药的不良反应，学会监测脉搏的方法。

技能06：异常呼吸的护理

1. 提供舒适环境

保持环境整洁、安静、舒适，室内空气流通、清新，温度、湿度适宜，有利于患者放松和休息。

2. 加强观察

观察呼吸的频率、深度、节律、声音、形态有无异常，有无咳嗽、咯痰、咯血、发绀、呼吸困难及胸痛表现。观察药物的治疗效果和不良反应。

3. 提供营养和水分

选择营养丰富、易于咀嚼和吞咽的食物，注意水分的供给，避免过饱及食用产气食物，以免膈肌上升影响呼吸。

4. 吸氧

必要时给予氧气吸入。

5. 心理护理

维持良好的护患关系，稳定患者情绪，保持良好心态。

6. 健康教育

告诫患者戒烟限酒，减少对呼吸道黏膜的刺激；指导患者培养良好的生活方式；教会患者呼吸训练的方法，如缩唇呼吸、腹式呼吸。

技能07：测量血压

1. 水银柱血压计测量血压

（1）测量前的准备
1）让病人安静休息15分钟以上，保证其情绪稳定。
2）先检查血压计有没有破损，水银柱平面应在"0"位。
（2）测量步骤
1）让病人坐或卧，露出一侧上臂，衣袖太紧的应脱下，伸直肘部，掌心向上平放。
2）放平血压计，使水银柱"0"点与肱动脉、心脏处于同一水平（坐位）。
3）驱尽血压计袖带内的气体，平整、松紧适宜地在肘窝上3厘米处缠绕于上臂，塞好袖带端。戴上听诊器，在肘窝内摸到肱动脉搏动后，将听诊器放在搏动处，一手稍加固定，关紧气门，捏皮球打气，见水银上升到180左右（若是高血压病人可上升到200左右），然后轻轻打开气门，使水银柱缓慢下降，当听到第一声搏动时水银柱顶端所指的刻度，即为收缩压。

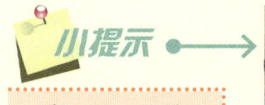

袖带松紧以能够放入1根手指为宜。

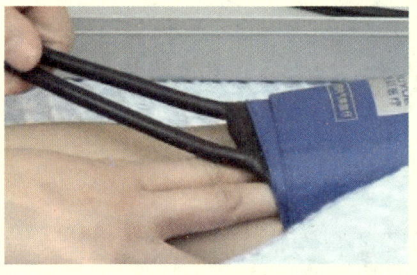 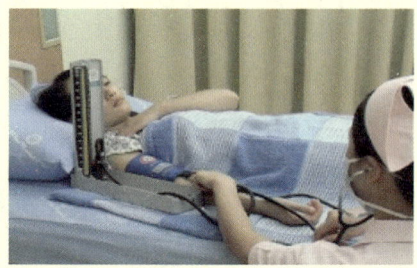

4）继续开放气门，搏动声音突然变弱或消失时，水银柱顶端所指的刻度为舒张压。没有听清楚时，可将水银柱降至"0"位，重新测量。

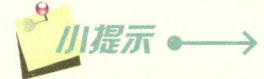

若所测得血压值很高，又是初次测量，建议休息1小时后再测量。

5）测完关闭水银柱开关，以防水银外溢，并将气球与袖带按位置放好，以免损坏水银柱管。

2. 电子血压计测量血压

现在许多家庭都购买电子血压计给病人随时测量血压，所以，护理员对电子血压计的知识也应该有所了解。

电子血压计从测量方式上有两种，一是臂式，二是腕式，这两种电子血压计对健康的人来讲都适用。而糖尿病、高血脂、高血压

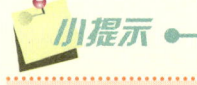

腕式电子血压计不适用于患有血液循环障碍的病人。

等疾病会加速动脉硬化，从而引起患者末梢循环障碍，使得手腕血压与上臂的血压测量值相差很大，建议这些患者和病人选择臂式电子血压计。

（1）臂式电子血压计的使用方法

在使用前根据血压计的型号、功能不同，对照说明书进行调整，并仔细阅读。

1）将电子血压计的臂带打开，避免臂带从金属环中滑出。

2）测量时裸露手臂，如果穿有较厚的上衣，测量时不要卷长袖，应将上衣脱去。测量应在温度适宜的房间进行。

3）将血压计的臂带套在右臂上，臂带的底部应高于肘部1～2厘米，绿色的标记应位于手臂内侧的动脉上，空气管应在中指（手掌方向）的延长线上。

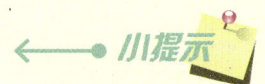

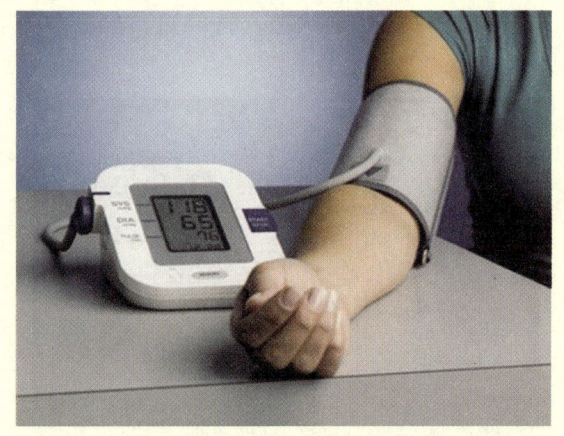

绑臂带时太紧或太松都会影响所测的数值，一般绑好臂带充气后，能容纳一个手指的间隙较好。

4）将臂带端部拿住，边拉边将臂带紧紧缠在手臂上。

5）按下测量开关，开始测量。

（2）腕式电子血压计的使用方法

1）正确卷绕腕带（戴在左手的情况下）。将腕带戴在手腕上，左手的拇指侧朝上，显示屏朝上，腕带的端部距离手腕与手掌的边界要保持10～15毫米（一食指宽左右）。

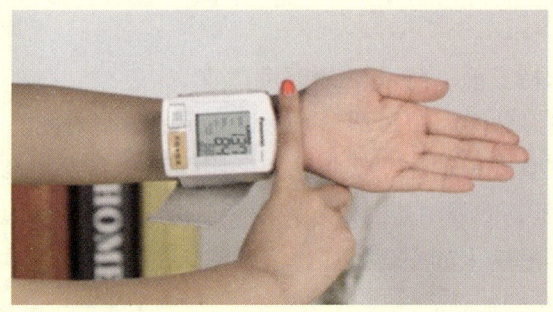

2）手握腕带的端部，一边拉紧，一边牢固地卷在手腕上。

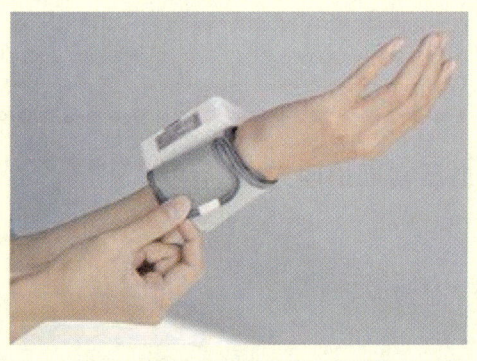

3）测量时身体保持松弛的状态，背伸直，坐姿良好。

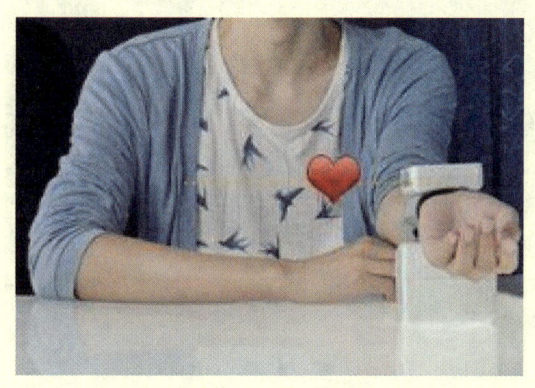

4）保持血压计与心脏部位同高，不要用另一只手托住腕带。否则，可能导致错误的测量结果。

技能08：异常血压的护理

（1）定时间、定部位、定体位、定血压计，密切监测血压。

（2）指导病人按时服药，观察药物的不良反应，注意有无并发症发生。

（3）保持安静、舒适、温/湿度适宜。

（4）注意休息，减少活动，保证充足的睡眠时间。

（5）饮食要易消化、低脂肪、低胆固醇、高维生素、富含纤维素，根据血压高低限制盐的摄入，避免刺激辛辣食物。

（6）了解病人的心理反应，消除病人的紧张、恐惧心理，使其主动配合治疗和护理。

（7）告诫病人戒烟限酒，保持大便通畅，必要时给予通便剂；养成规律的生活习惯，学会观察有无高血压并发症的发生。

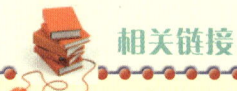 相关链接

高血压常规护理方法

1. 常规护理

（1）心理护理。关心病人，了解病人的思想、生活及工作情况，消除病人对疾

病的恐惧心理和悲观情绪，协助病人寻找引起高血压的可能因素，以便积极采取防治措施。

(2) 知识指导。根据高血压分期决定病人的活动量，但必须以循序渐进、动静结合为原则。第Ⅰ期不限制一般的体力活动，但必须避免重体力活动；第Ⅱ期适当休息，避免比较强的活动；第Ⅲ期卧床休息。

(3) 饮食低盐、清淡，以低胆固醇和低动物脂肪食物为主。

2. 头痛、头晕护理

(1) 保持环境安静，尽量减少探视。

(2) 抬高床头，使病人体位舒适。

(3) 遵医嘱给予适当的降压药和镇静剂。

(4) 用药期间应指导病人起床不宜太快、动作不宜过猛，防止头晕加重。

(5) 做各种操作时动作要轻巧，以免加重病人头痛。

3. 病情观察

(1) 观察血压、心率的变化，定期测体重，并认真记录。

(2) 严密观察头痛、头晕等情况，是否有呕吐、抽搐、昏迷等神经症状出现，如有异常及时通知医生。

第五单元

卧位与安全护理

- 卧位与安全护理基础知识
- 卧位与安全护理技能要求

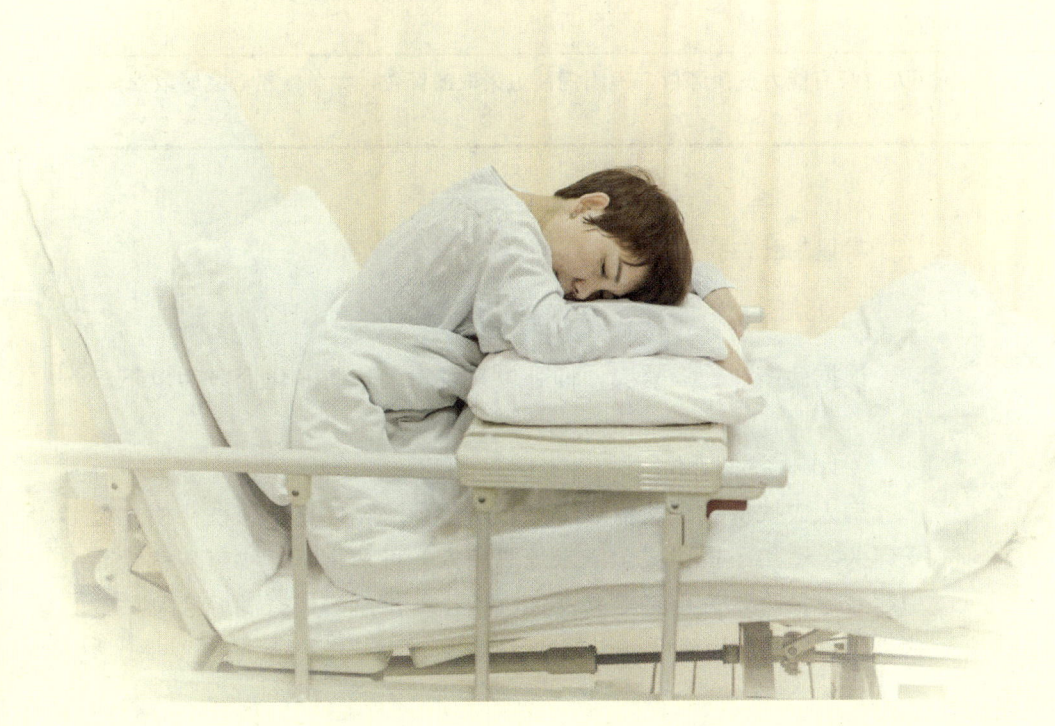

模块一　卧位与安全护理基础知识

知识01：常见的卧位姿势

卧位是病人卧床的常用姿势，具体是指病人在休息、治疗、检查时采取的姿势和体位。合适的卧位可以使病人舒适，维持关节正常的功能，促进体位引流，便于检查和治疗，改善症状，预防发生褥疮。卧位主要包括主动卧位、被动卧位和被迫卧位，具体如下表所示。

卧位的分类

分类	具体说明
主动卧位	病人在床上自己采取最舒适的卧位
被动卧位	自身无力变换卧位者，如意识丧失或极度衰弱的病人，必须由护理员帮助更换卧位
被迫卧位	病人自身有能力变换卧位，但因病被迫采取的卧位，如急性左心衰时取端坐卧位

常见的卧位姿势有以下几种：

1. 仰卧位

根据病情或检查需要，仰卧位又可发生一些变化而分为以下三种：

（1）去枕仰卧位

病人去枕仰卧，两臂放于身体两侧，双腿伸直，将枕头横立置于床头。适用于昏迷或全麻未清醒病人，可防止呕吐物流入气管而引起窒息及吸入性肺炎等并发症；用于脊椎麻醉或脊髓腔穿刺后的病人，可预防脑压降低而引起的头痛。

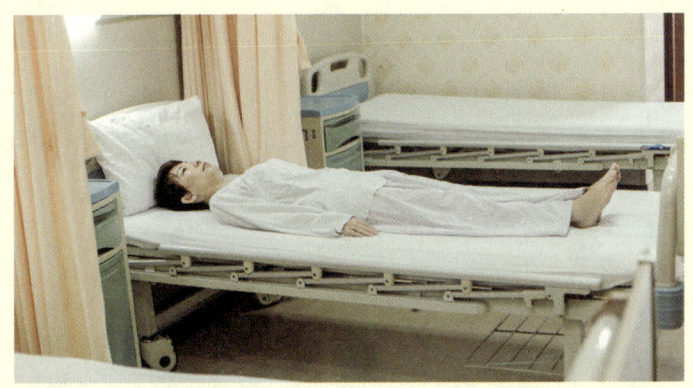

（2）中凹卧位

抬高头胸部10~20度，抬高下肢20~30度。适用于休克病人。

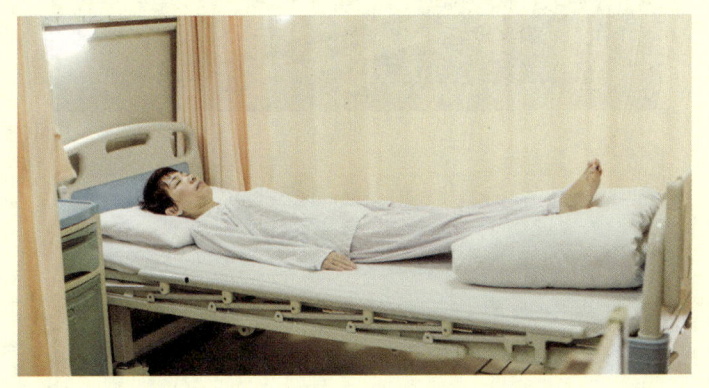

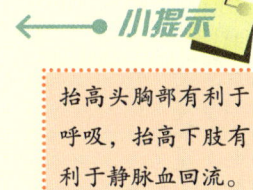

抬高头胸部有利于呼吸，抬高下肢有利于静脉血回流。

（3）屈膝仰卧位

病人采取自然仰卧，头下垫一枕头，两臂放在身体两侧，双腿屈曲，并稍向外分开。适用于胸腹部检查、实施导尿术及会阴冲洗时，腹部肌肉放松，便于检查或暴露操作范围。

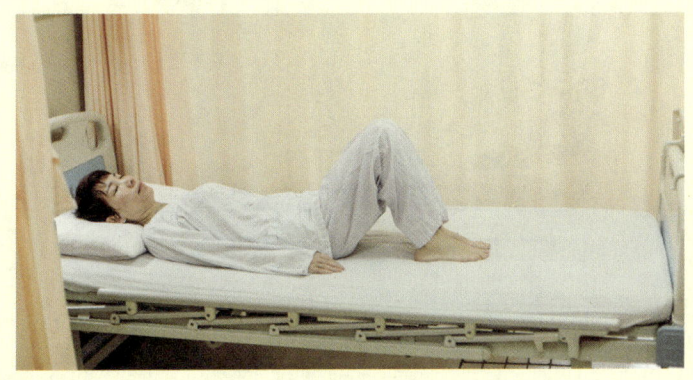

2. 侧卧位

病人侧卧，臀部稍后移，两臂屈肘，一手放于胸前，一手放于枕旁，上腿弯曲，下腿稍伸直。必要时可在两膝之间、胸腹部、背部放置软枕支撑病人，稳定卧位，使病人舒适和安全。适用于灌肠、肛门检查。侧卧位与仰卧位交替可预防褥疮。

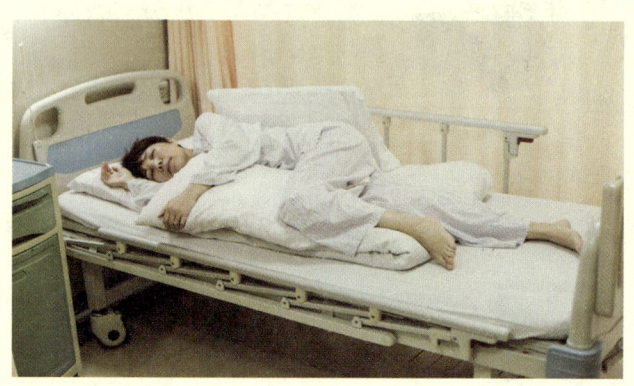

3. 半坐卧位

（1）靠背架法

将病人上半身抬高，在床头垫褥下放一靠背架，病人下肢屈膝，用大单包裹软枕，垫在膝下，大单两端固定于床缘，床尾足底垫软枕。

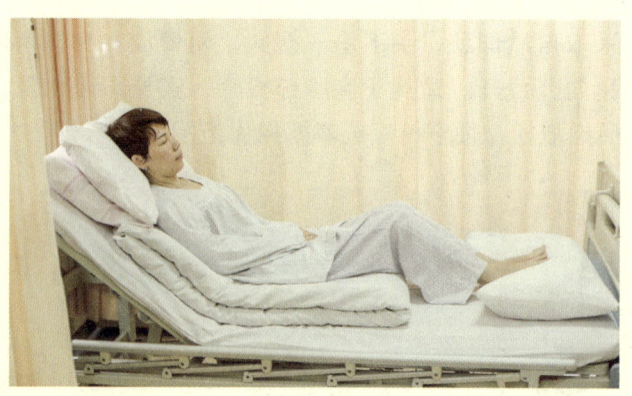

（2）摇床法

病人仰卧，先摇起床头支架与床呈30～50度，再摇起膝下支架。必要时，床尾置软枕，垫于足底。

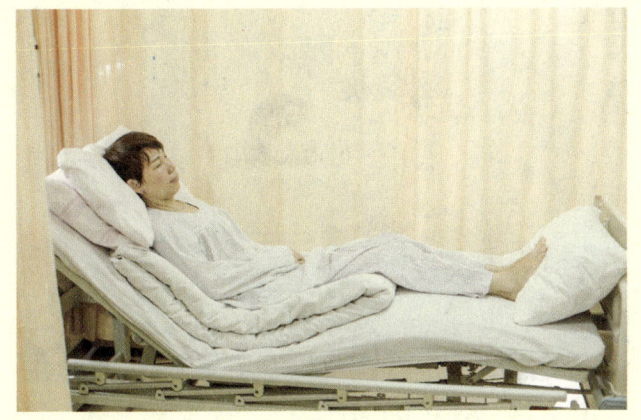

（3）适用范围

半坐卧位适用于某些面部及颈部手术后的病人，心肺疾病引起的呼吸困难的病人，腹腔、盆腔手术后或有炎症的病人，疾病恢复期体质虚弱的病人。

4. 俯卧位

病人俯卧，头偏向一侧，两臂屈曲放于头的两侧，两腿伸直，胸下、髋部及踝部各放一软枕，酌情在腋下用小枕支托。适用于腰背部检查或配合胰、胆管造影检查；脊椎手术后或腰、背、臀部有伤口，不能仰卧或侧卧的病人；缓解肠胀气所致的腹痛。

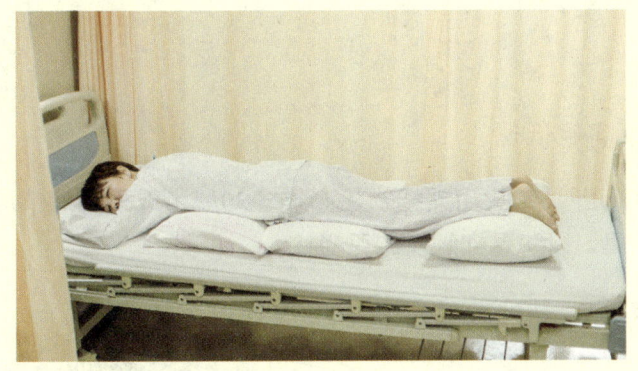

5. 端坐卧位

用床头支架或靠背架将床头抬高70～80度，病人身体稍向前倾，床上放一跨床桌，桌上放一软枕，膝下支架抬高15～20度，使病人背部能向后依靠。适用于心力衰竭、心包积液、支气管哮喘发作时的病人，因为病人呼吸极度困难，被迫日夜端坐。

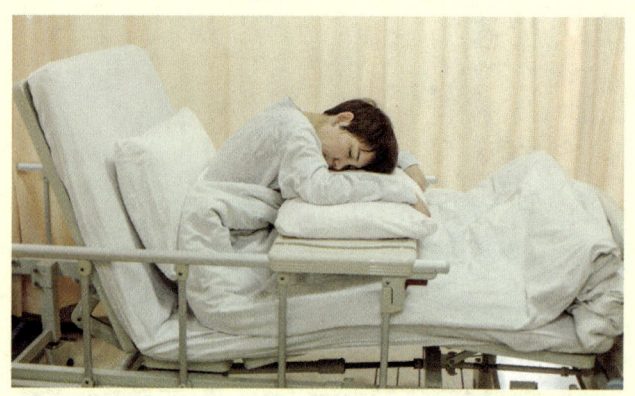

6. 头低足高位

病人仰卧，枕横立于床头。床尾用支托物垫高15～30厘米。适用于肺部分泌物引流，使痰容易咯出；十二指肠引流，有利于胆汁引流；妊娠时胎膜早破，防止脐带脱出；下肢骨折牵引，利用人体重力作为反牵引力。

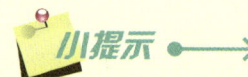

由于自动床可以自动调节，只需调到相应高度均可。

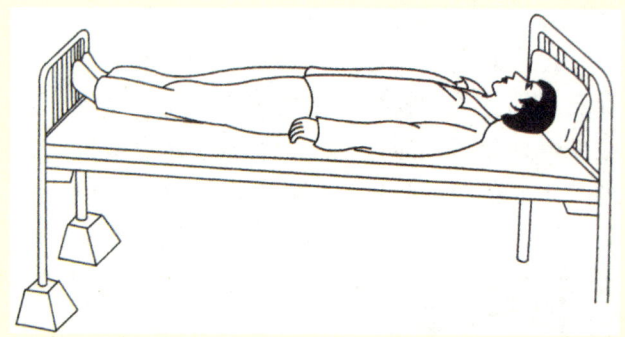

7. 头高足低位

病人仰卧，床头用支托物垫高15～30厘米或根据病情而定，枕横立于床尾，以防足部触及床尾栏杆。

如使用电动床可调节整个床面向床尾倾斜。

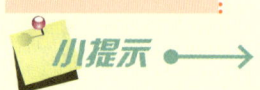

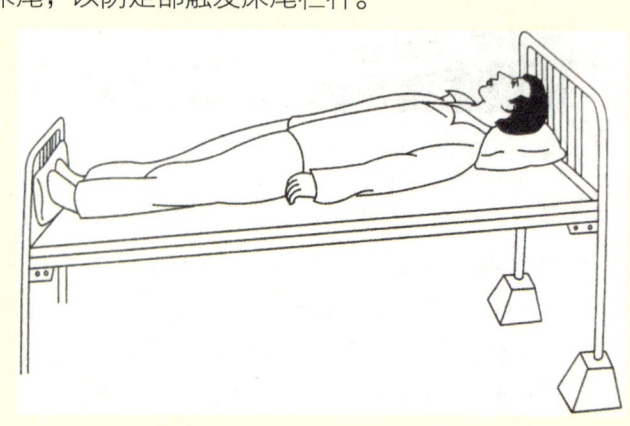

8. 膝胸卧位

病人跪卧，两小腿平放于床上，稍分开，大腿和床面垂直，胸贴床面，腹部悬空，臀部抬起，头转向一侧，两臂屈肘，放于头的两侧。适用于肛门、直肠、乙状镜检查及治疗。

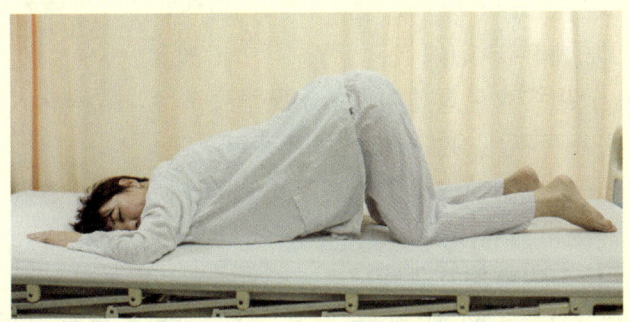

小提示

如果孕妇采取此卧位矫正胎位时，每次不应超过15分钟，注意病人的保暖。

9. 截石位

病人仰卧于检查台上，两腿分开放在支腿架上，臀部齐床边，两手放在胸部或身体两侧。适用于会阴、肛门部位的检查治疗或手术。

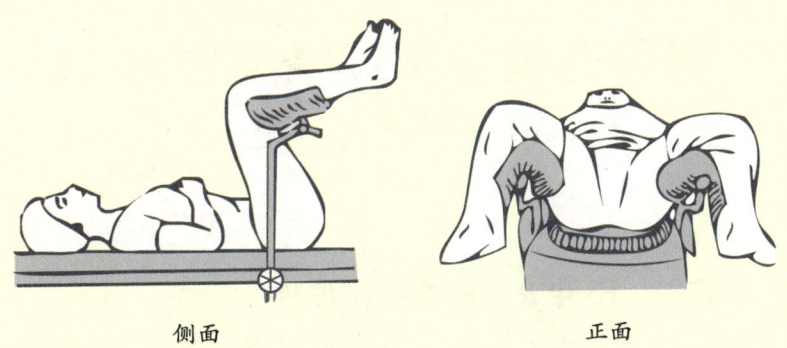

侧面　　　　　正面

知识02：卧位变换的目的

协助病人变换卧位的目的如下图所示。

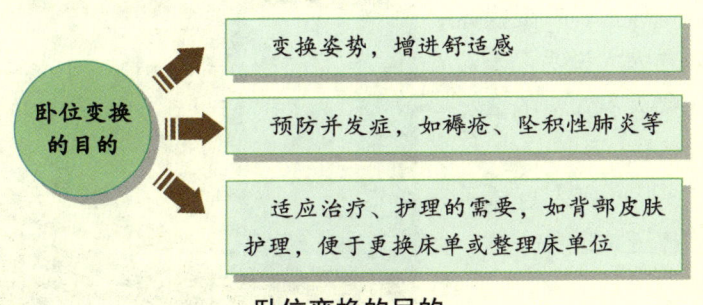

卧位变换的目的

知识03：保护具的使用原则

保护具是用于限制病人身体或身体某部位活动的器具。在临床上对容易发生坠床、撞伤、抓伤等意外的病人，如小儿、躁动、昏迷者，使用保护具保护病人的安全，确保诊疗护理工作的顺利进行是十分必要的。

保护具的使用原则如下：

（1）使用约束用具前向病人家属解释清楚，取得病人或家属的同意。在可用可不用的情况下，尽量不用。

（2）保护性制动措施只能短时间使用，使用时注意病人的卧位要舒适，并经常更换体位。

（3）使用约束带时要放衬垫，松紧适宜，并定时放松、定时观察局部皮肤血液循环状况，对局部进行按摩，以促进血液循环。

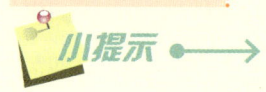

约束时应注意保持病人的肢体处于功能位置。

模块二　卧位与安全护理技能要求

技能01：由仰卧位向侧卧位变换

这里以右侧偏瘫病人为例，将其由仰卧位向左侧卧位变换的操作步骤如下：

（1）首先要准备好卷好的被子或毛毯、枕头、软靠垫等。

（2）护理员站在病人的右侧床边，在变换体位前先向病人说明，千万不能在病人不知情的情况下变换体位。

（3）将病人身体平行移到靠近护理员一侧。

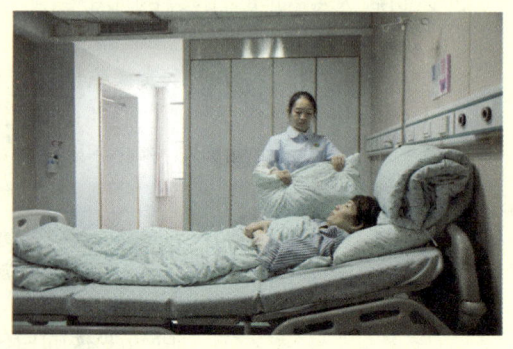

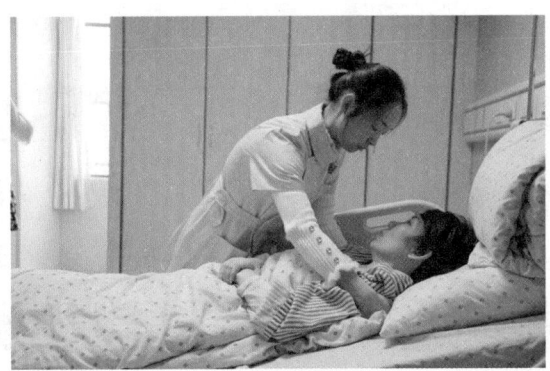

（4）将病人双手交叉置于其腹部，把一侧的腿放在另一侧的腿上。尽量用其健侧的手臂抱住患侧的手臂置于胸部，把患侧的腿放在健侧的腿上。

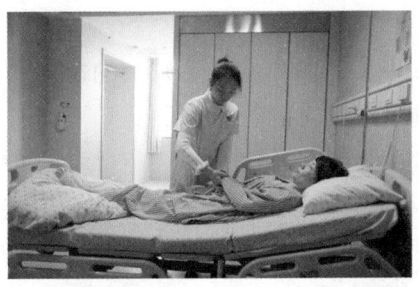 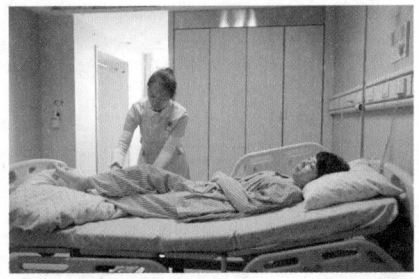

（5）护理员站好，前后两腿分开、屈膝、弯腰，一手托住病人的肩部，另一手托住病人膝盖部，将病人朝左侧翻转，并把卷好的被子或毛毯垫在病人的背后，把软靠垫分别垫在病人的身体受压部位，两腿之间则夹上枕头或软靠垫，以保持体位的稳定与舒适。

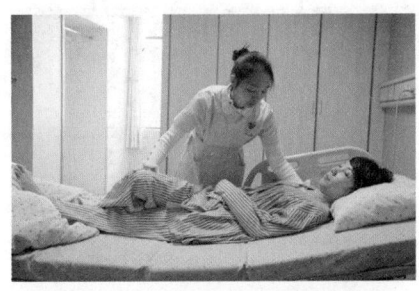 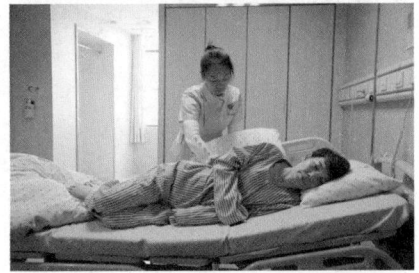

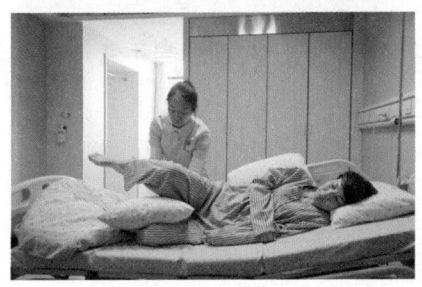 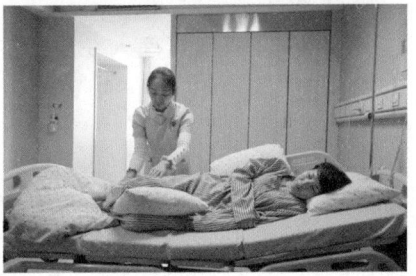

（6）整理床铺。

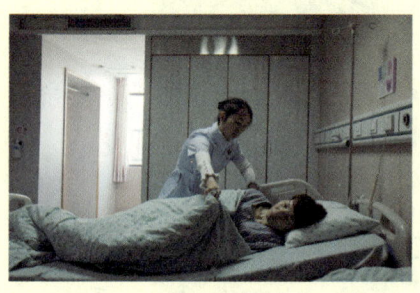
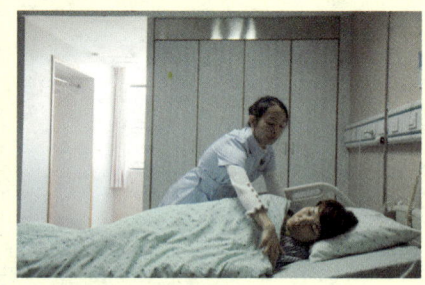

技能02：由仰卧位向俯卧位变换

在变换卧位之前，需要准备好软枕。

1. 病人自己能抬起上半身

（1）在变换体位前先向病人说明，不能在病人不知情的情况下变换体位。

（2）先将病人由仰卧位变成侧卧位。

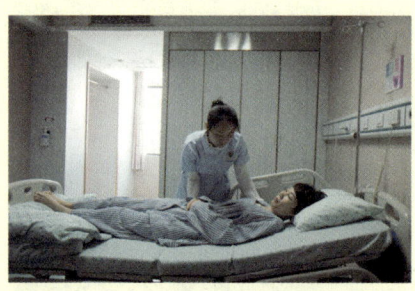
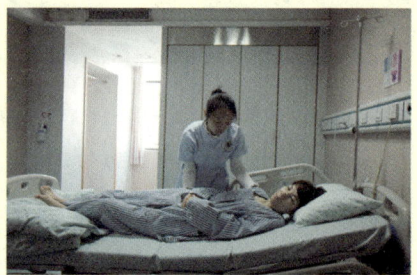
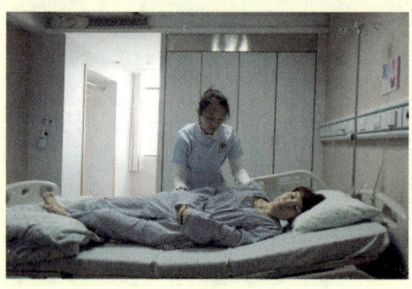
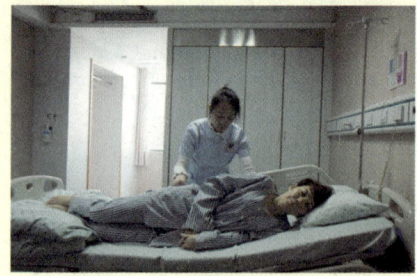

（3）轻声指导病人在自己的帮助下，把压在下面的手臂从前面抽到后面。

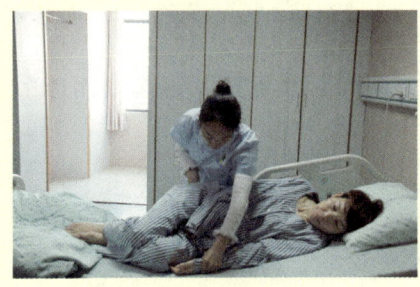
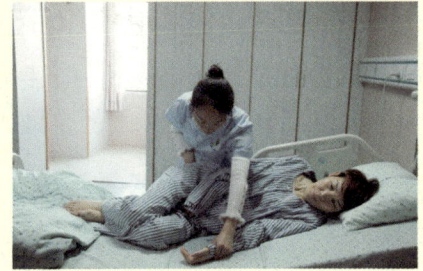

（4）抽手臂时护理员要尽量扶着病人的胯部把病人的身体翻转过来，面向床铺俯卧，头偏向一侧，双手置于头侧。

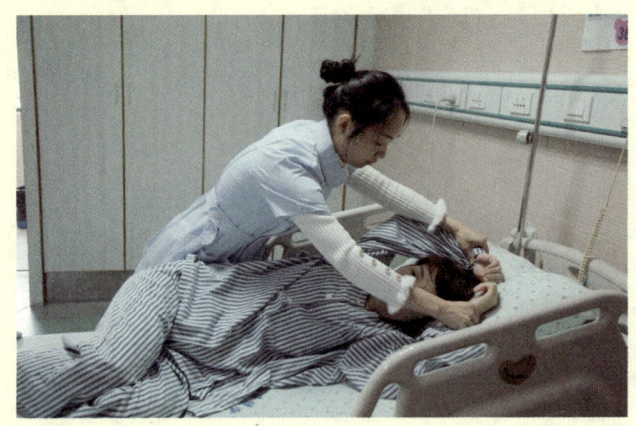

（5）腹部横膈下和小腿下垫上软枕，使之尽量保持舒适的体位。

从俯卧位回到仰卧位时，先把垫在腹部横膈下和小腿下的软枕撤走，然后进行与上述步骤相反的操作即可。

2. 病人自己不能抬起上半身

（1）先将病人由仰卧位变成侧卧位。

（2）撤下枕头，嘱咐病人把健侧的手臂举起来，头枕着健侧手臂，患侧的手臂平放在外侧。

（3）护理员站在病人的身后，双手分别放在病人的胯部和肩部，慢慢地把病人的身体推翻过去。

（4）给病人枕上枕头，腹部横膈下和小腿下垫上软枕，使之尽量保持舒适的体位。

从俯卧位回到仰卧位时，先把枕头和垫在腹部横膈下和小腿下的软枕撤走，然后进行与上述步骤相反的操作即可。

技能03：由仰卧位向起坐位变换

起坐位是指将病人的上半身扶起来，让其靠床头坐起或用床上支架支起后背，坐在床上的姿势。

1. 准备用物

卷好的被子或毛毯、枕头、软靠垫等。

2. 操作步骤

（1）告诉病人："我们来变换一下体位，现在我让您靠坐起来，这样您可以看看周围的风景。"

（2）护理员站在病人患侧的床边。

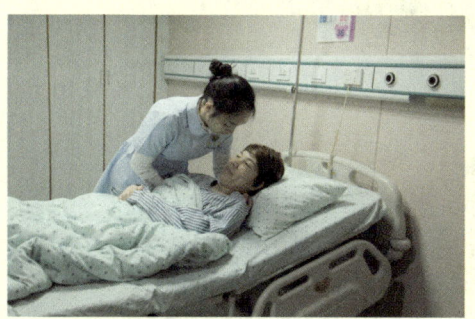

（3）把病人患侧的手臂放在腹部，护理员稍微弯腰，嘱咐病人最好用健侧的手环抱住护理员的脖子。

（4）护理员一只手扶住病人的肩部，另一只手臂支撑在病人身体外侧的床面上，与病人相互协作，按口令同时用力，把病人扶起来。如果是两个人一起协助病人坐起时，两人各站在病人一侧，各将一只手伸进病人腋下扶起病人肩部，一人发口令，两个人同时将病人扶起来。

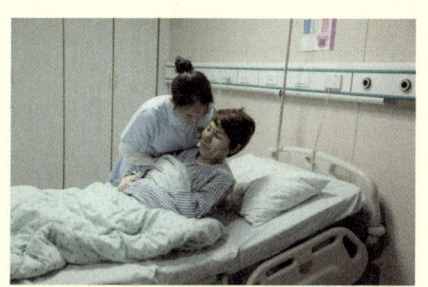

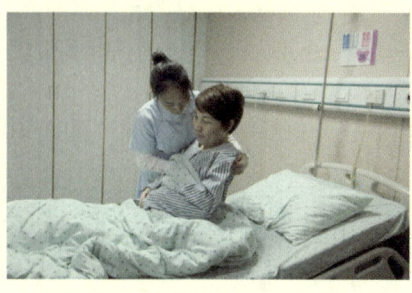
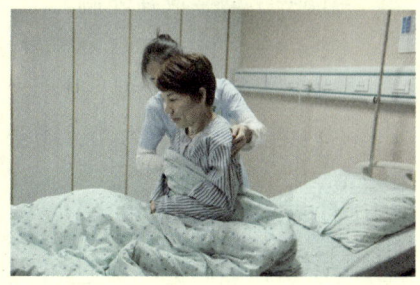

（5）扶病人起来后，把软靠垫或卷好的被子、毛毯垫在病人的背部，也可披在病人的肩膀上，防止着凉。

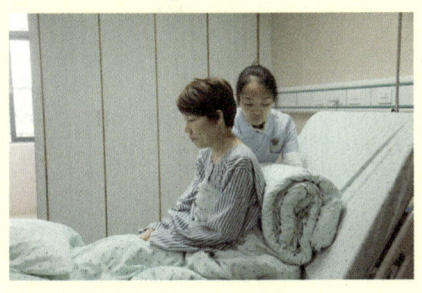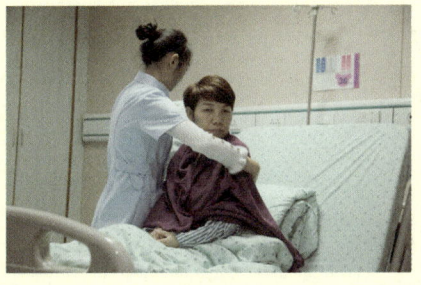

> 长时间卧床的病人要坐起时会感到不安，有时还会出现眩晕、恶心等症状。因此，护理员在帮病人坐起时，动作不要太快，要慢慢地将其扶起来。
>
> 小提示

回到原来的仰卧体位时，要先撤下垫在后背及腿下面的垫子，然后按照步骤（3）、步骤（4）所述的方法反向还原就可以了。

技能04：由仰卧位向端坐位变换

端坐位是指坐在床边，两腿自然分开、脚着地，把健康的手放在床上支撑上半身的姿势。只要病人能够端坐起来，离站立就不远了。操作步骤为：

（1）告诉病人："我们来变换一下体位，现在我让您端坐起来，这样您很快就可以站立了。"

（2）把病人扶坐起来（扶坐的动作与上述的由仰卧位向起坐位时变换的动作相同）。

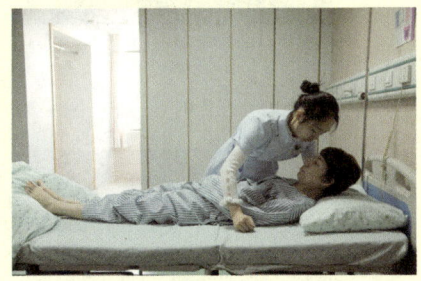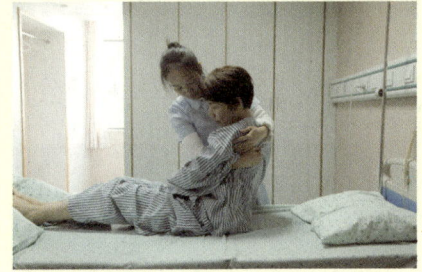

（3）护理员用一只手扶住病人的后背，另一只手抬起病人的双腿，使病人的身体变成V字形。

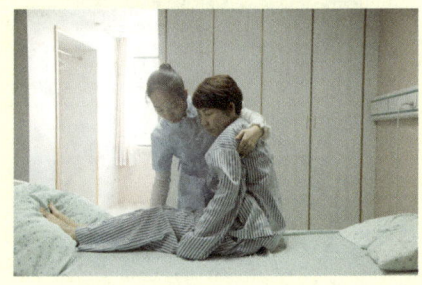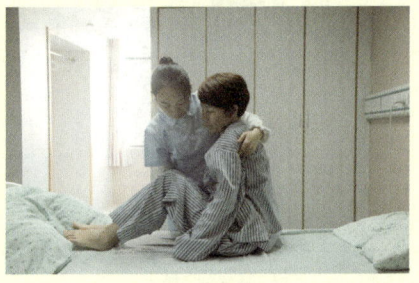

（4）以病人的臀部作为支点，把病人的身体轻轻地旋转90度左右。

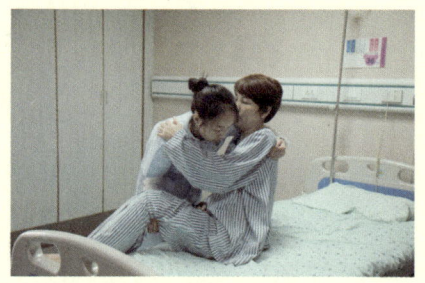 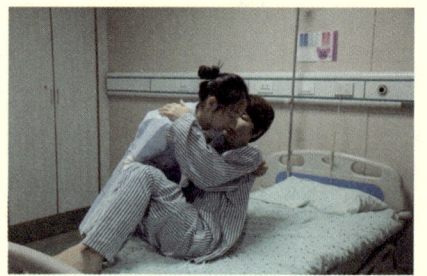

（5）旋转后把病人的腿放下来，护理员用自己的双腿夹住病人的双腿，把病人健康的手放在床上支撑着上半身坐稳。

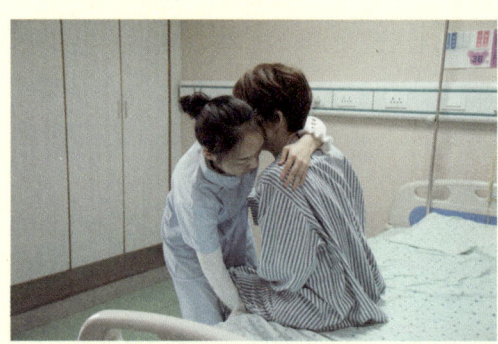 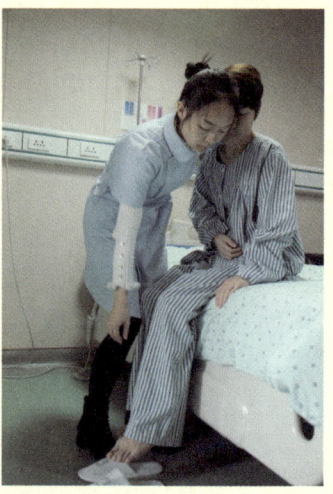

（6）把病人的双腿稍微分开，帮病人穿好鞋子。

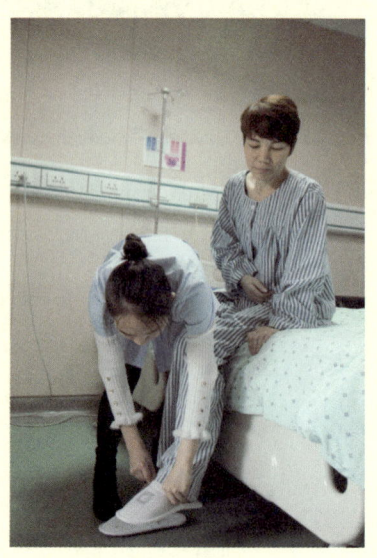 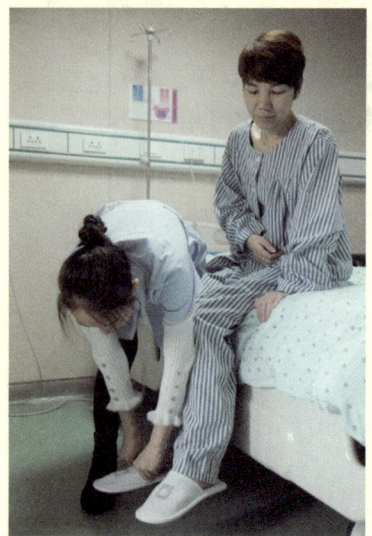

由端坐位回到仰卧位时，用与上述步骤相反的操作即可。

技能05：由端坐位向站立位变换

由端坐位向站立位变换其实就是把病人从床上抱起，使其双脚着地站好。操作步骤为：

（1）如果床上放有小桌，要先将小桌移开，然后将床头放平，告知病人要帮助其站立。

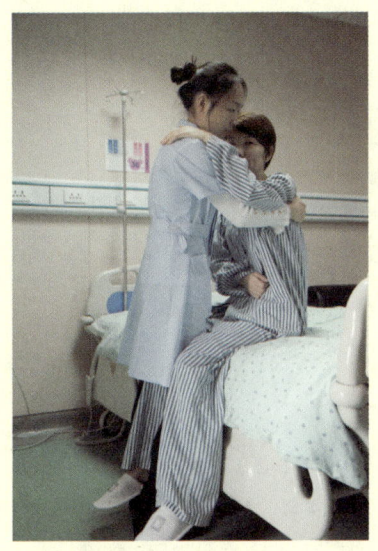

（2）护理员与病人相对而站，一条腿插到病人的双腿之间，护理员双腿前后分开，上身稍微向前倾，屈膝，双手环抱住病人的腰部。

（3）嘱咐病人用健侧的手抱住护理员的颈部，用健侧的腿支撑着身体，同护理员一起用力站起来。

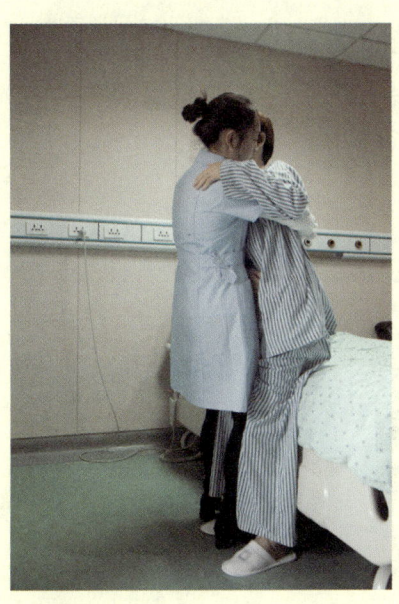
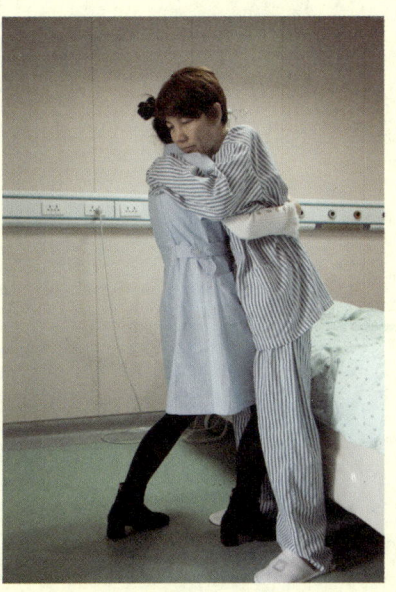

技能06：协助病人移至床头

病人在床上呈半卧位时，容易向下滑到床尾，护理员应协助其移向床头，调整姿势使其舒适。

1. 准备工作

（1）护理员洗净自己的双手。

（2）准备好用物，如小枕头、软枕、长圆枕或毛毯卷，数目根据需要而定。关闭门窗，避免对流风。

2. 操作步骤

（1）于床头竖立一枕头，以防病人向床头移动时碰伤头部。

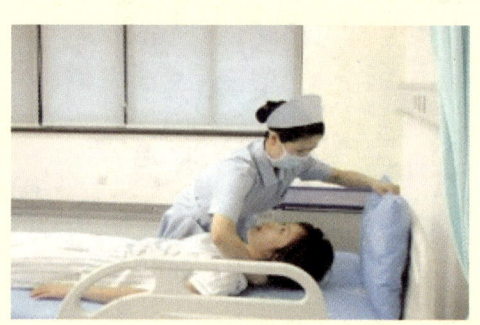

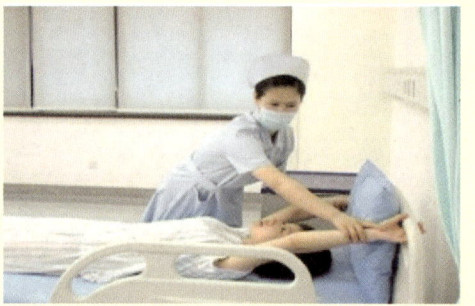

（2）嘱咐病人双手扶住床头，以免移动时病人双手晃动或牵拉引起意外。

> 若病人神志不清，应在其双膝下放一小枕头，这样在移动时，可减轻其双腿重量而节省力气。

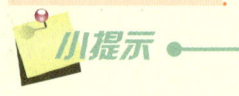

（3）让病人屈膝，双足抵住床垫。

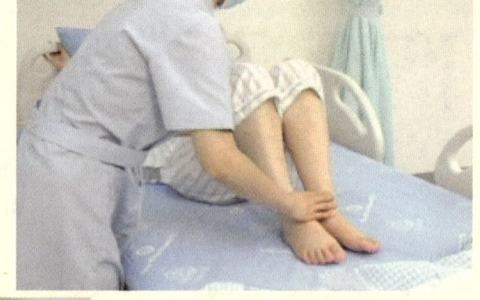

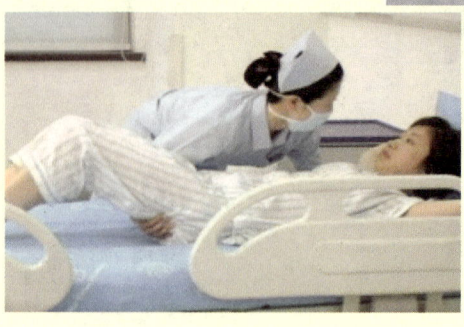

（4）护理员一只手伸入病人腰下，另一只手绕过病人，用双臂环抱住病人，将其移向床头。

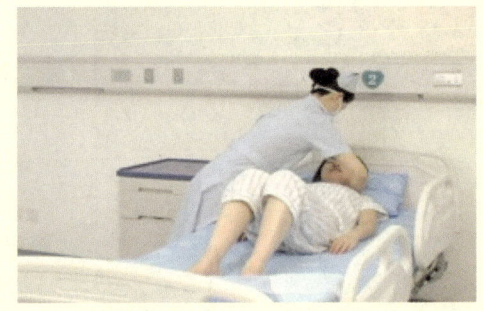

（5）将病人头部的枕头放回原位。

技能07：协助病人下床及行走

协助病人下床及行走的操作步骤为：

（1）利用前述方法协助病人坐起来。如果病人没有任何不适，可进一步协助病人下床。

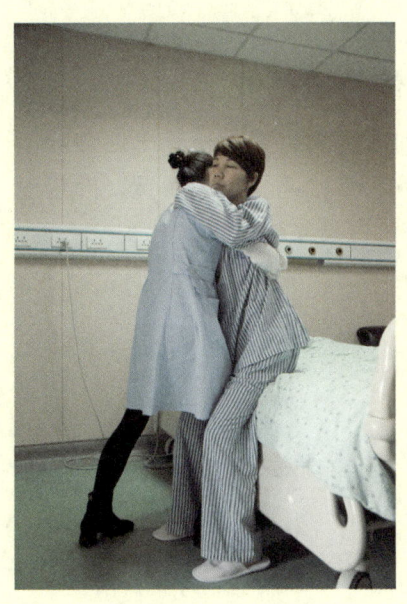

（2）护理员面对坐在床边的病人，嘱咐病人用双手环抱住护理员的颈部。护理员分开两腿，双臂抱住病人的腰部。病人双脚落地后，护理员的双手移向病人腋下，扶病人站直。

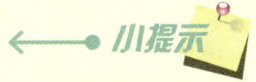

小提示

如果病人体重较重，可用双手拉住病人的腰带，用力协助病人站起来。

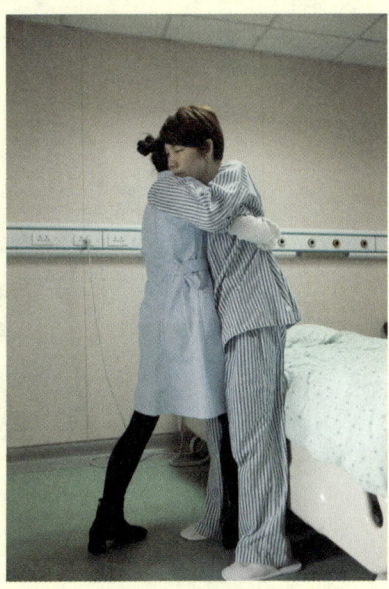

（3）病人站起来后，护理员将双腿分开，并用膝盖抵住病人的膝部，以防止病人膝部不自主地弯曲而跌倒。

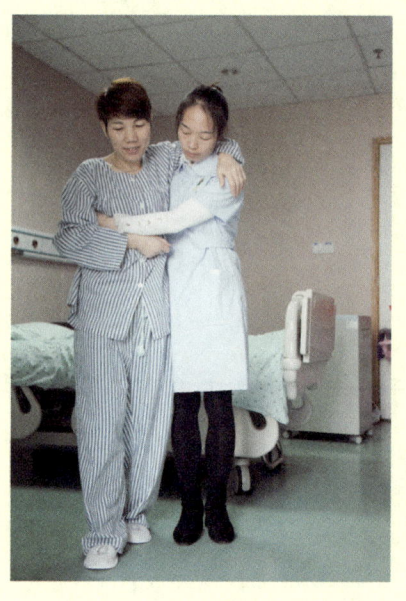

（4）病人想行走时，护理员要站在病人的健侧，让病人用健侧的手臂搂住护理员的肩部，护理员则用另一只手围住病人的腰部，再协助病人行走。

技能08：协助病人移动身体特殊部位

为改善局部血液循环，缓解充血或疼痛，或为检查出血情况，可将病人身体某部位抬高。通常用枕头来抬高腿部或手臂，而用沙袋、枕头或毯子卷等帮助身体特殊部位保持某种位置。

技能09：病人搬运护理

1. 轮椅使用法

（1）向病人解释，征得同意后，将轮椅靠近病人身体健侧，使轮椅与床成20～30度，并固定轮椅。

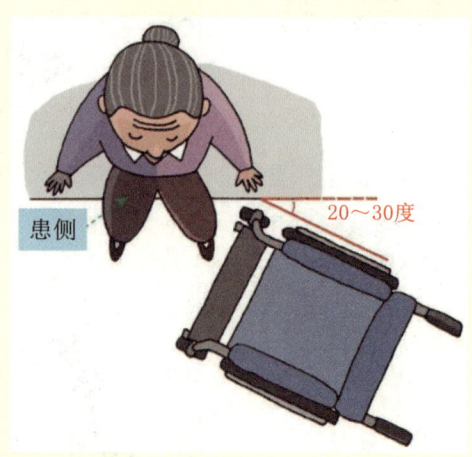

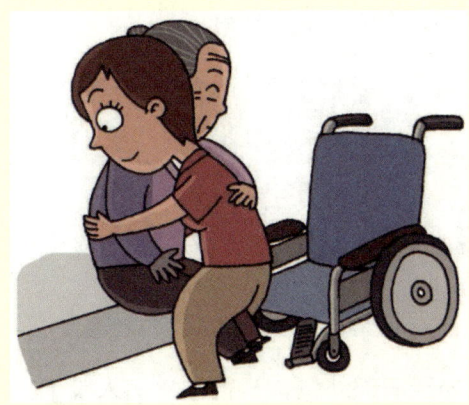

（2）扶助病人坐在床沿上，叮嘱病人将手臂先环绕在护理员身上；护理员用两膝夹住病人的膝盖，手臂环住病人的腰部，让病人站起身。

（3）护理员以自己的身体为轴转动，顺势将病人稳妥地移到轮椅或椅子上。

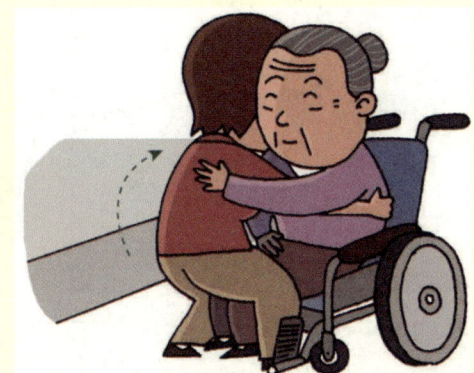

> 为了不让自己踉跄跌倒，护理员双脚打开时的幅度应该与肩齐宽，并将重心置于腰间，慢慢地、稳稳地进行护理动作。

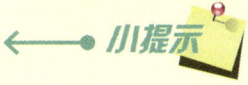

2. 平车运送法

平车运送法主要用于运送不能起床的病人去手术室、治疗室或做特殊检查等。

（1）准备用物

平车、棉褥、大单、盖被或毛毯、枕头。

（2）挪运法

病情许可，能在床上配合动作者，可用此法。

1）检查平车有无损坏，移开床旁桌、椅，推平车紧靠床边。

2）护理员在旁抵住平车，协助病人移向平车，将其上身、臀部、下肢依次向平车挪动，使病人卧于舒适位置。回床时，先协助其移动下肢，再移动上半身。

3）用大单或盖被包裹病人，露出头部。先盖脚部，然后盖好两侧上层边缘，并将两侧向内折叠，使之整齐美观。

4）整理床单位，铺暂空床。

（3）单人搬运法

适用于病情许可，体重较轻的病人。

1）将平车推至床尾，使病人头部和床尾成钝角。

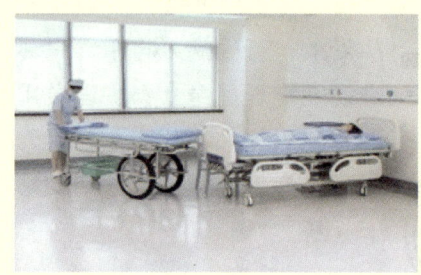 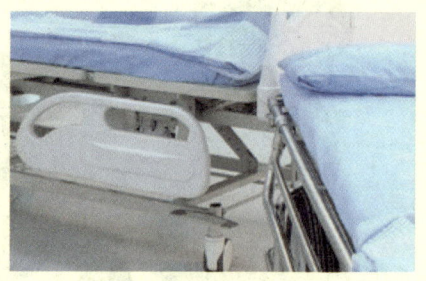

2）护理员一臂自病人腋下伸至肩部外侧，一臂伸入病人股下。病人双臂交叉，依附于护理员颈部并双手用力搂住护理员。

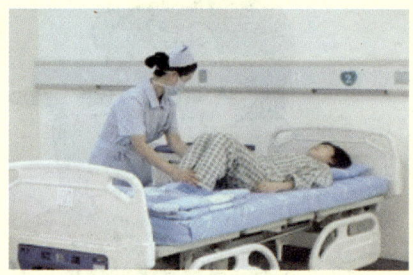 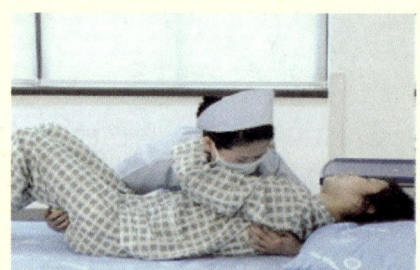

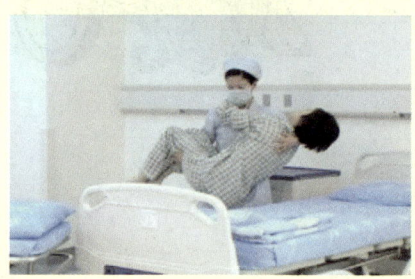 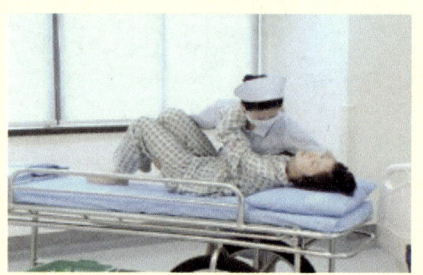

3）护理员托起病人，移步转身，将病人轻轻放于平车上，盖好盖被。

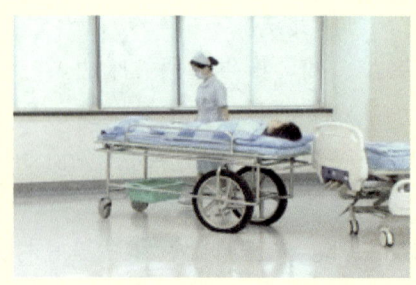 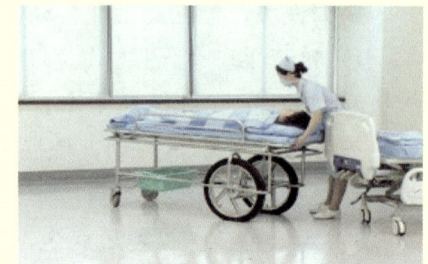

4）整理床单位，铺暂空床。

（4）二人、三人搬运法

适用于不能自己活动、体重较重者。平车放置同单人搬运法。

松开盖被，将病人上肢交叉置于胸前。

1）二人搬运时，甲托住病人颈肩部与腰部，乙托住臀部与腘窝处。

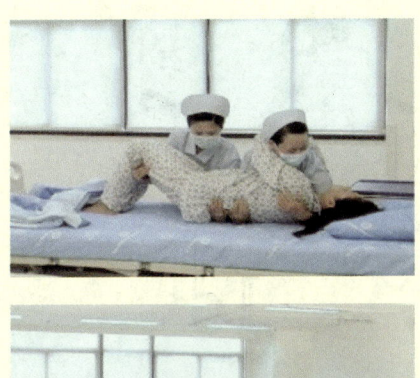
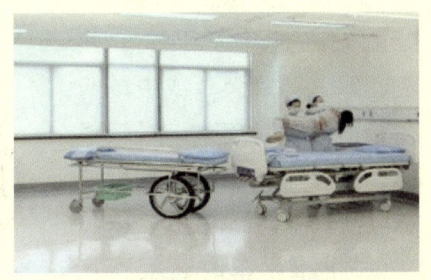
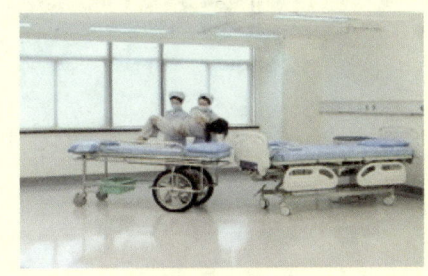
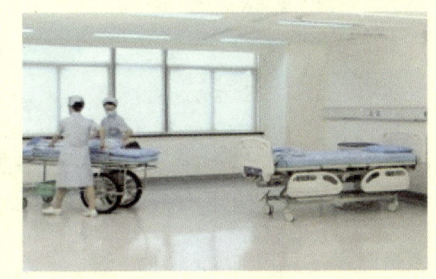

2）三人搬运时，甲托住病人的头颈、肩背部，乙托住腰、臀部，丙托住腘窝、腿部之后，同时抬起病人，并使之身体稍向护理员倾斜移至平车上，盖好盖被。

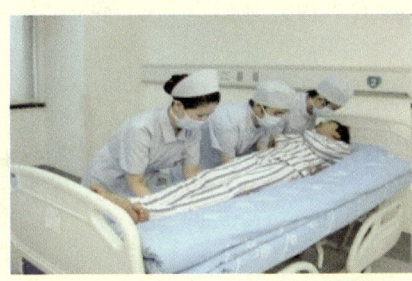
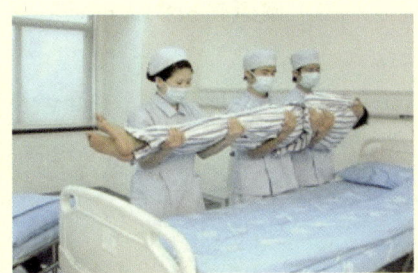
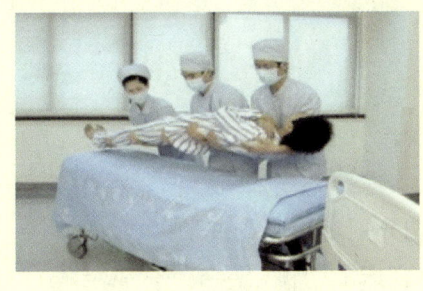
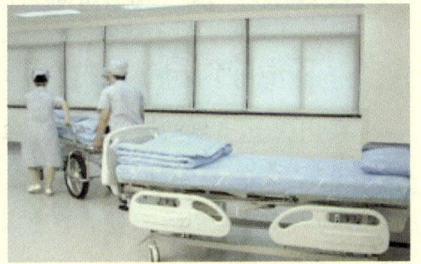

（5）四人搬运法

适用于危重或颈椎、腰椎骨折病人。

1）移开床旁桌、椅，将铺好棉被的平车紧靠床边。在病人腰、臀下铺大单或中单（布质应牢固）。

2）甲站于床头，托住病人的头与肩部，乙立于床尾托住病人的两腿，丙和丁分别站在病床及平车的两侧，四人抓紧大单或中单四角，同时抬起病人，轻轻将病人放在平车中央，盖好盖被。整理床单位，铺暂空床。

3）推平车时速度不宜太快。

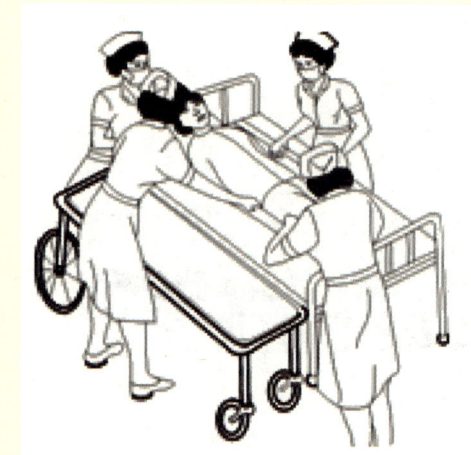

3. 担架运送法

方法同平车运送法。由于担架位置较低，因此应先由两人将担架抬起，使之和床沿并齐，以便搬动病人。

4. 注意事项

（1）搬运过程中，注意安全、舒适、保暖，动作轻稳。

（2）多人搬运时，动作要协调一致。上坡时病人头在前，下坡时头在后，以免病人头低垂而感到不适，给病人以安全感。

（3）搬运骨折病人时应在车上垫上木板，并做好骨折部位的固定。

（4）注意观察病人的面色及脉搏的改变。

（5）推车行进时，不可碰撞墙及门框，避免震动，损坏建筑物。

> **小提示**
> 搬运时尽量保持平稳，忌过分摆动。

技能10：保护具的使用

1. 床挡的使用

利用床上用品或家具制成自然床挡。

（1）床的一侧靠墙，另一侧靠近床尾处用椅背拦挡。将床头柜下移至距离床头20厘米处，床的两侧分别用枕头或被子拦挡。

（2）可用帆布或木质床挡，放在床的两侧，用布带将床挡与床头和床尾捆绑固定。为便于操作，床挡中部可安装活动门。

（3）也可使用多功能床挡，不用时将床挡插于床尾。根据病人的病情，使用时可插于床沿上部、中部、下部。

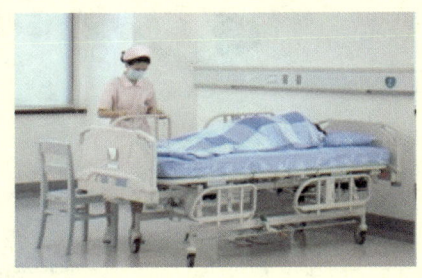 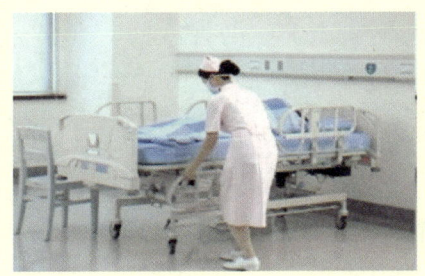

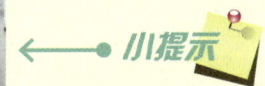

病人躁动时，可在床挡上加衬垫，或用软布缠绕，防止撞伤。

2. 保护手套的使用

保护手套用透气的棉布制成套状，腕部带抽带，戴摘方便。使用时，定时摘下透气，防止出汗导致皮肤破溃。定时活动五指，防止关节僵直。

3. 约束带的使用

（1）腕部约束法

将棉垫包裹于病人手腕部或踝部，再用宽绷带打成双套结，套在棉垫外稍拉紧，使肢体不易脱出，以不影响血液循环为宜，然后将宽绷带的两端系于床缘。

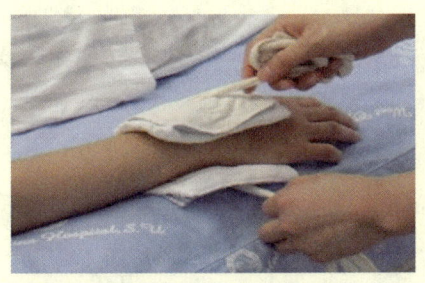 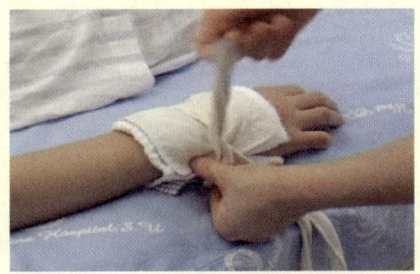

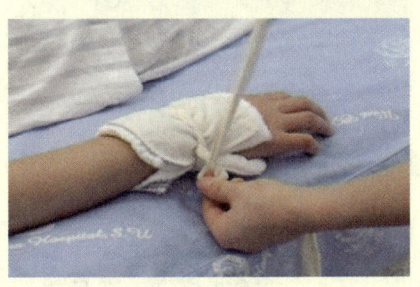 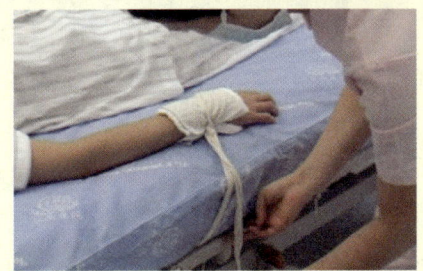

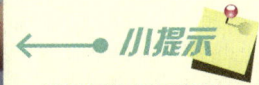

腕部约束法常用于固定手腕部和踝部。

（2）肩部约束法

病人两侧肩部套上袖筒，腋窝衬好棉垫（棉垫应宽8厘米、长120厘米），两袖筒上的细带在胸前打结固定，把两条宽的长带尾端系于床头。将软枕立于床头，防止病人躁动时撞伤头部。

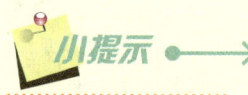

肩部约束法常用于固定肩部，限制躁动的病人坐起。

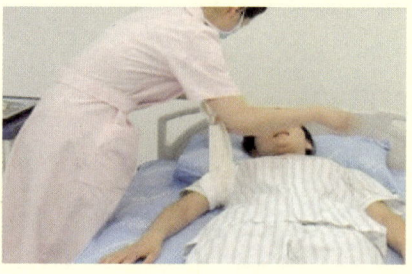 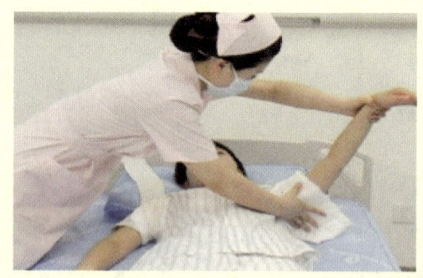

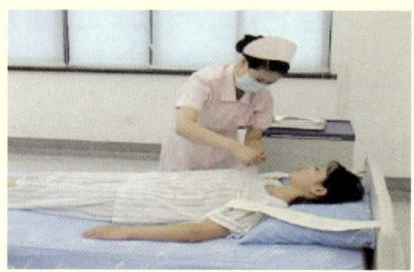 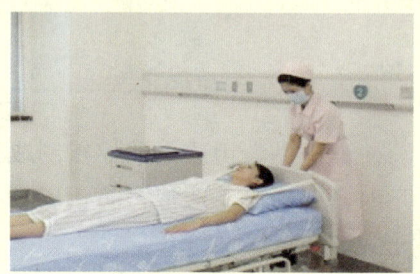

（3）双膝约束法

病人两膝衬好棉垫（棉垫应宽10厘米、长250厘米），将约束带放于两膝上，宽带下的两头带各固定一侧膝关节，然后将宽带两头固定在床缘。

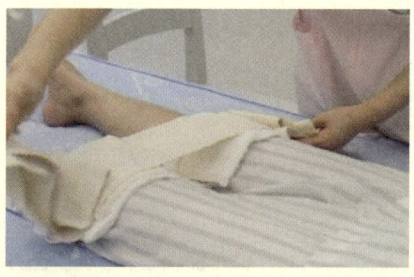 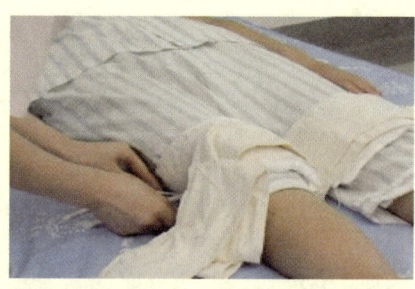

双膝约束法常用于固定病人膝部，限制躁动的病人下肢活动。

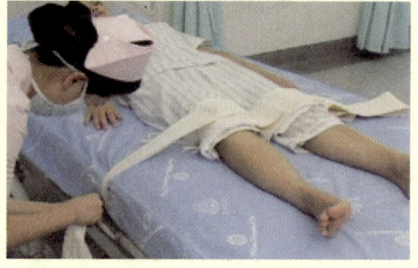 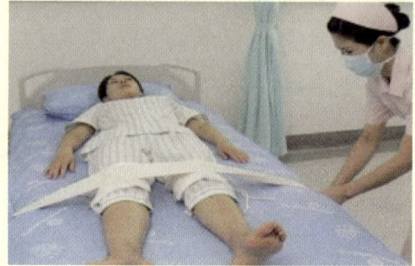

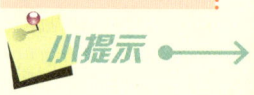

4. 支被架的使用

支被架主要用于肢体瘫痪、极度衰弱、烧伤病人的暴露疗法，使用时将其罩于防止受压的部位，盖好盖被。

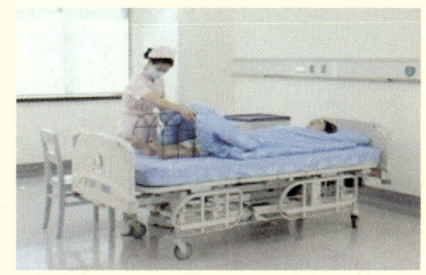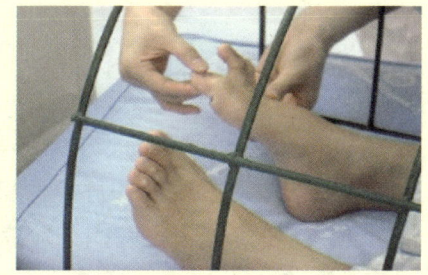

5. 注意事项

（1）严格掌握保护具应用的适应证，维护病人的自尊。使用前做好解释工作，必须在尊重病人或家属意愿的基础上才可使用。

（2）保护具只能短期使用，约束带要定时松解，每2小时放松30分钟，并协助病人翻身，保证病人安全、舒适。

（3）病人肢体及关节处于功能位，约束带下应垫衬垫，松紧适宜，并定时放松，进行局部按摩，以促进血液循环。经常观察约束部位的皮肤颜色，了解约束部位的温度、活动情况及病人的感觉，若发现肢体苍白麻木、冰冷时，立即放松约束带。

（4）使用约束带时要注意保持病人的肢体处于功能位置。

（5）记录使用保护具的原因、时间、部位、每次观察结果、相应的护理措施及解除约束的时间。

技能11：预防病人意外

1. 烫伤的预防

（1）将热水瓶、电器等容易导致烫伤的物品置于意识障碍病人、精神障碍病人、高龄病人、视力障碍病人不能触及的地方。

（2）浴室冷、热水开关标记应醒目，并有明确的预防烫伤指导，教会病人使用和调节的方法。

（3）为病人沐浴时，先放凉水再用热水调至合适水温（40～50度）。

（4）协助病人进食或喂病人进食时，应先调试食物温度，以38～40度为宜。

（5）热疗前，告知病人和家属注意事项。检查热水袋的完整性，确保无漏水。检查热疗设备的性能与工作状态。热水袋水温为60～70度，红外线灯为250～500瓦，灯距热疗部位30～50厘米，注意保护皮肤。

2. 走失的预防

（1）及时识别具有走失风险的病人，采取有效措施，防止和减少病人的走失。提高病人身份识别的有效性和准确性。

（2）住院时，告知病人（家属）医院相关的规定和要求。发现病人存在或潜在精神障碍、痴呆时，应及时与护士长、保安等沟通，与病人家属取得联系。

（3）发现病人不在病房时，应及时追问去向并寻找。

（4）外出检查或治疗时，护理员要注意不能离开病人，防止走失。

3. 跌倒和坠床的预防

（1）高龄、体弱、躁动、意识或精神障碍，有跌倒史及使用毒性、麻醉、精神药物者，应随时将床挡拉好，必要时使用约束带。

（2）长期卧床、手术后、体弱的病人首次下床活动时，护理员应在场指导，让病人先取半坐卧位或端坐位，观察10～30分钟，如无头晕、面色苍白、恶心等现象，再让病人下床活动。

（3）为需要的病人提供保护用具，如助行器、拐杖、轮椅等，并教会病人正确的使用方法，确保其安全。

（4）老年、体质虚弱者，尽量使用坐式便器。

（5）老年病人，尤其是使用抗高血压药物或体位性低血压者，嘱咐其在每次起床活动前做到"三个半分钟"，即夜间起床时和清晨醒来后继续静卧半分钟，在床上坐半分钟，在床缘坐、腿沿床沿下垂半分钟，再下地活动，站立3分钟。

（6）为离床活动的病人选择合适的鞋、裤。病人更换卧位时，要加强防护，防止坠床。

4. 自杀的预防

（1）与病人有效沟通，了解其性格特征和心理状态。

（2）观察病人的心理变化。对于病情重、起病急、年轻患不治之症、治疗效果不佳者，应特别关注，必要时请心理咨询师进行劝导。

（3）及时回收病人保留的利器，不遗留任何有危险的医疗器械在病房，移开所有对病人不利的物品。确保病人服药到口，尤其是麻醉、精神类药物。

（4）对有高度自杀倾向者，如抑郁症、精神障碍病人应避免床位靠窗，窗户应加护栏。及时与家属沟通，留陪护人员或安排专门人员进行轮流看护，不要给病人独处的机会。

（5）外出检查和治疗时，应护送，护送人员与检查、治疗人员及时沟通，采取有效的保护措施。

技能12：心肺复苏的实施

发现病人出现呼吸、心跳停止的情况，就要对其进行心肺复苏的抢救治疗。心肺复苏可以使患者的呼吸道开放，重新开始循环呼吸。

1. 实施心肺复苏之前的准备

（1）发现病人出现异常情况后，先确认病人的意识是否清醒。

（2）如果病人失去意识，要马上拨打"120"急救电话寻求帮助。

（3）使病人平躺在地面上，一只手下压病人的前额，另一只手轻抬病人的下巴，这样做可以使病人的呼吸道通畅。

（4）看病人的胸口有无起伏，将耳朵凑近其口鼻，听有没有呼吸声。

（5）用手指轻轻抵住病人颈部中间位置的喉咙处，沿着一侧往左或往右移动2厘米左右，轻轻下压来感觉其颈动脉有无搏动。

（6）若没有呼吸或脉搏，则需要马上做心肺复苏。

2. 操作步骤

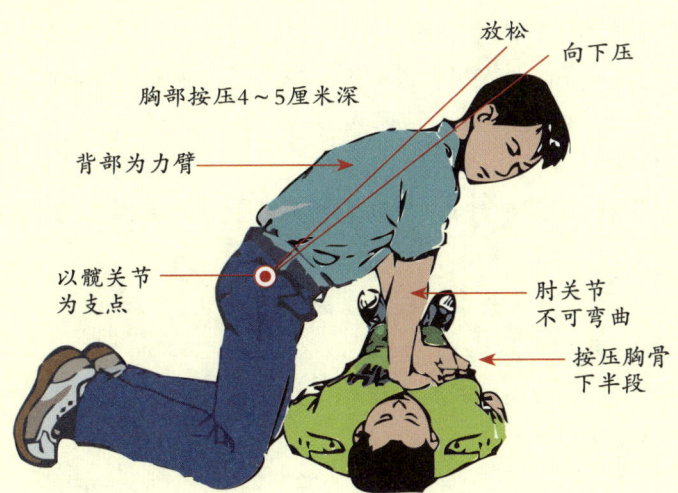

（1）救助人员跪在病人身体的一侧，两腿打开，与肩同宽。

（2）将手放在病人肋骨与胸骨会合的心窝处（胸骨中下三分之一交界处），这里就是按压的位置。

（3）将一只手的中指放于病人的心窝处，食指与中指并拢，放在胸骨上进行定位。

（4）将另一只手的掌根紧靠在定位的食指旁，使掌根正好置于胸骨的中线上。

（5）在掌根位置固定好之后，将之前放于心窝处的那只手重叠其上。

（6）将重叠在一起的两手手指翘起，双臂伸直，用自身体重的力量进行按压。

（7）按压时，应将患者的胸骨下压5厘米左右；放松时，救助人员的手不可移动位置。

（8）连续做30次按压后，做2次人工呼吸。按压的速度为每分钟不少于100次，人工呼吸每次的吹气时间为1~1.5秒。

（9）救助人员在做按压时，嘴里最好数数，如1001、1002、1003，确保频率正确。

（10）在实施按压一个循环后，应检查病人的颈动脉搏动和呼吸是否恢复。如没有恢复，重复做心肺复苏，一直做到病人的呼吸和颈动脉搏动恢复，或专业医护人员到达后，方可停止。

3. 注意事项

（1）首先要确定病人确实已经失去了意识才可实施心肺复苏。

（2）在实施心肺复苏之前，应先将病人移到安全区域。

（3）使病人以仰卧的姿势平躺在地板或地面上，这样可以确保在实施心肺复苏时病人不乱摇动。

（4）要保持病人的呼吸道顺畅，做人工呼吸前应先清除其口中或呼吸道的分泌物及异物。若病人戴有假牙，在进行人工呼吸前应先将假牙摘下。

（5）进行人工呼吸时，救助人员的吹气量应为成年人深呼吸的正常量。

（6）若病人的舌头出现后坠现象，应将其舌头拉出来，以防舌头堵住气管引起窒息。

（7）为了防止传染疾病，救助人员在做人工呼吸之前可用纸巾盖在病人的嘴上。

（8）胸外心脏按压最为常见的并发症就是肋骨骨折，其有可能造成内脏的损伤或引起内脏穿孔出血。尤其是老年人,因为骨质疏松和胸廓弹性下降,更容易发生肋骨骨折。在进行胸外心脏按压时,一定要掌握正确的方法和合适的力度。

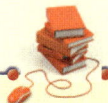

相关链接

如何进行人工呼吸

人工呼吸的方法有很多种,其中以口对口吹气式人工呼吸法最为便捷实用。口对口吹气式人工呼吸法操作简单,容易掌握。而且,此种人工呼吸方法的气体交换量大,对成人和幼儿都很有效。但要注意的是,这种方法不适合颈椎有骨折现象的患者。

口对口吹气式人工呼吸法实施步骤:

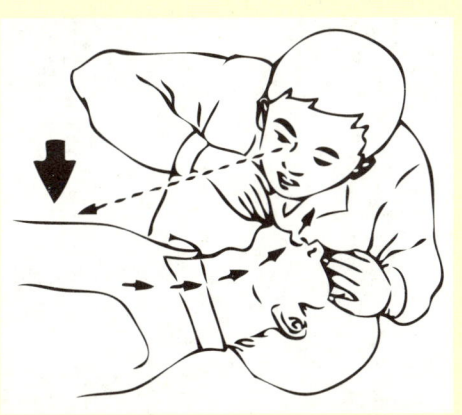

(1) 让病人以仰卧位平躺于地面上。救助人员先将病人的呼吸道清理干净,将沙子、呕吐物或其他异物清除掉。

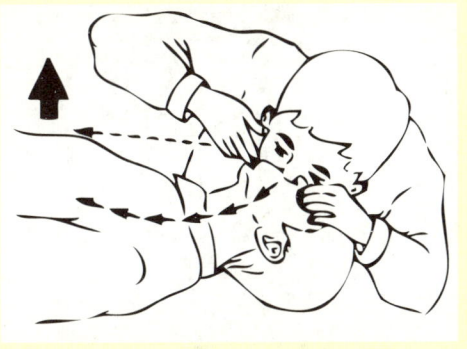

(2) 救助人员跪在病人头部的一侧,先自己深吸一口气,然后对着病人的嘴将气全部吹入,迫使病人吸气(如果有条件的话,可在病人的嘴部盖上纸巾)。为了保证空气不泄漏出去,救助人员和病人的嘴一定要对紧。同时,救助人员在吹气时还要捏住病人的鼻孔,等吹气结束时,再将手放开。

(3) 救助人员在吹气时要注意观察病人的胸廓,胸廓稍微隆起是最合适的。

(4) 若是在室外对病人进行人工呼吸,要给病人盖上衣物或毛毯保暖。假如病人慢慢清醒,不能让其马上起身,可等专业医护人员到场后进行处理。

第六单元

给药护理

- 给药护理基础知识
- 给药护理技能要求

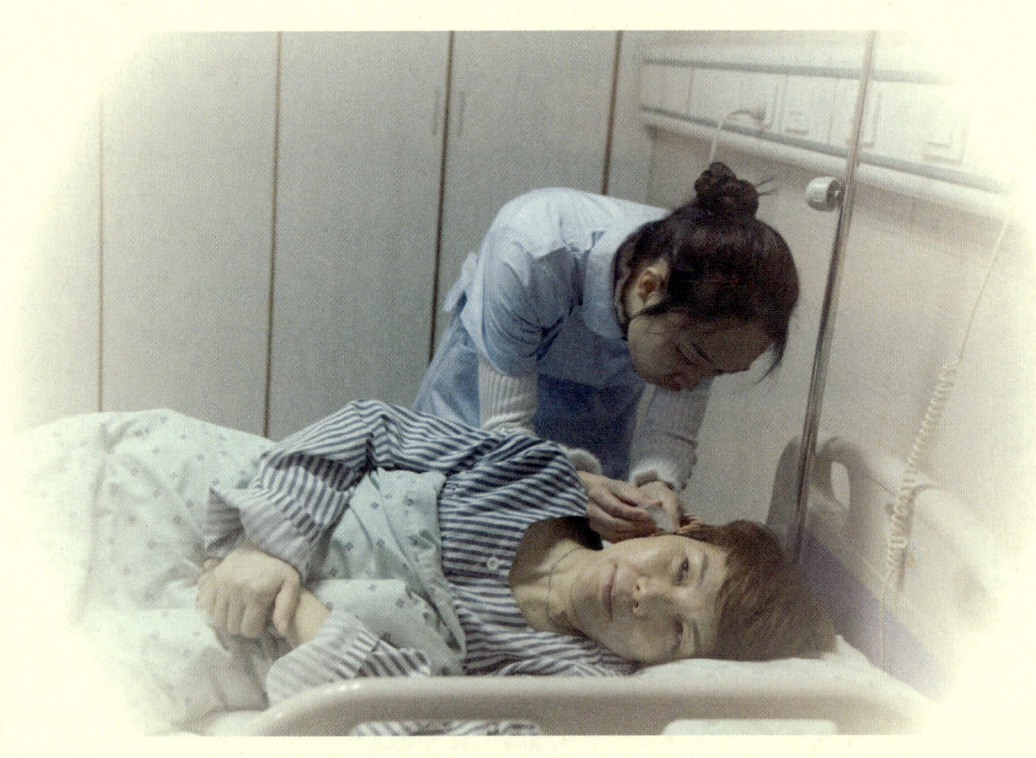

模块一 给药护理基础知识

知识01：药物的种类

常用药物可分为内服药、外用药、注射药三大类。

知识02：给药的途径

常用的给药途径有口服、舌下含化、吸入、注射、直肠给药、局部外敷、局部滴药等。

知识03：药物的保管原则

药物的保管应遵循以下原则：

（1）病人居室内储存的药物数量不可过多，以免过期失效或变质。

（2）药瓶或药袋上要清楚地写上药名、每片药的剂量、药的用法、开药的日期及医院等。

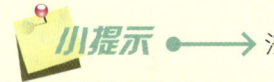

凡字迹不清或无标签的药都不能使用。

（3）药物要分类存放，内服药与外用药应分别放置，以免急用时拿错、误服而发生危险。

（4）药物要避光。药物应放在干燥、阴凉、清洁和病人容易拿取的地方。

（5）容易挥发、潮解或风化的药，如碘酊（碘酒）、酒精、复方甘草片、酵母片等，要放在瓶子内并盖紧。栓剂、水剂药和遇热容易变质的药物，如胰岛素、眼药水等，应放到冰箱里。遇光可变质的药，如维生素C、氨茶碱等，应装入有色、密盖的瓶内。

（6）药物应固定放在护理员和病人都知道的地方。每天早晨可将病人一天的药量分别放在几个药杯或小空瓶内，以防忘记服用或误服。

知识04：协助病人口服给药注意事项

护理员在协助病人口服给药时，应注意下图所示的事项。

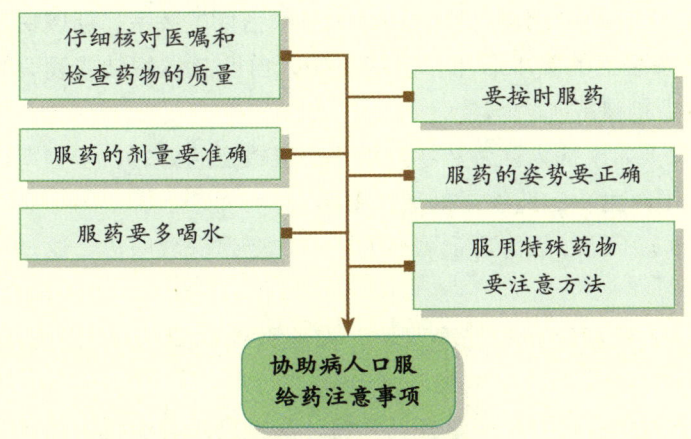

协助病人口服给药注意事项

1. 仔细核对医嘱和检查药物的质量

仔细检查药物的名称、剂量，服药的时间，药物的质量和有效期，对标签不清、变色、发霉、粘连、有异味等或超过有效期的药严禁服用。如药瓶标签上注明有效期为2020／11／20，就表明该药可用到2020年11月20日为止。

2. 要按时服药

由于各种药物的吸收和排泄速度不同，要做到延长药效和保持药物在体内维持时间的连续性和有效的血液浓度，必须按时服药。

（1）一日三次

如服抗生素类药的时间可在早7～8点，下午3～4点，晚上10点左右。

（2）饭前或空腹服用

在没吃饭或吃饭前30分钟服用。一般促进食欲的药应在饭前服用，如胃蛋白酶合剂、胃复安、吗丁啉等。

（3）饭后服用

应在吃饭后30分钟服用。帮助消化的药或对胃有刺激的药应饭后服用，如阿司匹林。

（4）食间服用

食间指两餐之间，而不是一顿饭的中间。如果忘记服用，也可

> 如果服药时间错过1～2小时，也不要太在意，可将下次服药的时间向后推，不必将熟睡中的病人唤醒服药。

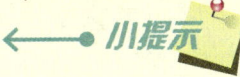

在下顿饭前服。

3. 服药的剂量要准确

（1）药物的剂量与疗效和毒性有着密切的关系，所以每次的剂量都要按医生的要求服用，不能因病人自己感觉好转或没有效果就自行减少剂量或加大剂量。

（2）如果病人认为药物效果不明显或已经好转，应坦率地告知医生，由医生决定药物或剂量的更换。

（3）不可以因为忘记服药而将几次药量一次服进，这是很危险的。

（4）取药时要先洗净双手，按照医生的要求取出应服用的剂量，放入小杯或小勺内再服用。

（5）取水药要使用量杯，并将计量刻度对准视线，以便能看清楚计量。

（6）服油剂或滴剂时，应先在小杯或小勺内放入少量凉开水后，再将药滴入小杯内服用，以便保证所服药量的准确。

4. 服药的姿势要正确

（1）一般服药的姿势应采取站立位、坐位或半卧位，因为平卧位服药容易发生误咽呛咳，并使药物进入胃内的速度减慢，影响药物的吸收。

（2）对卧床的病人尽可能地协助其坐起来服药，服药后10～15分钟再躺下；对不能坐起的病人，服药后尽可能多喝水，以便将药物冲下。

> 服发汗药后多喝水是为了增强药物的疗效。

5. 服药要多喝水

（1）服药应用温开水，不要用茶水、咖啡或酒类服药。

（2）服磺胺药、解热药更要注意多喝水，以防因尿量少而致磺胺结晶析出，引起肾小管阻塞，损害肾脏功能。

6. 服用特殊药物要注意方法

（1）服用铁剂、酸类药对牙齿有损害，要用吸管服用，服后要漱口以免损害牙齿；服用治疗心脏病的药（如强心甙类）前，要测量脉搏。如果脉搏每分钟少于60次或节律不整（快慢、间隔时间不等）应立即报告医生。

（2）对于病人难以咽下的片剂、丸剂，可将药研细后加水调成糊状服用，不可将大片的药片掰成两半吃，这样容易造成食道损伤，尤其是肝硬化的病人。另外，也不可将粉状的药物直接倒入口腔后用水冲服，以免药粉在食道发生阻塞。

（3）止咳糖浆对呼吸道有安抚作用，服后不需要喝水。

> **小提示**
>
> 糖衣和胶囊包装的药物一般应整粒吞服。

知识05：煎中药的方法

1. 药锅

煎中药应用砂锅、搪瓷锅，不可用铁锅、铝锅。

2. 每次加水量

煎药前先用清水将药物浸泡30分钟再煎煮。第一煎时，加水量应以超过药物表面约3厘米为宜；第二煎时，水量酌减，滋补性中药应酌情多加水。

3. 煎药的时间

第一煎，药煮沸后煎20分钟；第二煎，药煮沸后煎15分钟，药的品质坚硬者可酌情多煎5～10分钟，清热、发表的药煎的时间要短些。

4. 煎药火候的掌握

一般中药未煮沸时用急火（大火），煮沸后用文火（小火），煮的过程中需要经常搅拌。

5. 煎药的次数和量

（1）一般每服中药需煎两次，每次煎约150毫升。将两次煎的药量混合在一起共300毫升，分成两份，早晚各服一次。

（2）滋补药可煎三次，混合在一起分成两份，早晚各服一次。

> **小提示**
>
> 如果病人服药困难，可在煎药的过程中适量浓缩药汁，以便于服用。

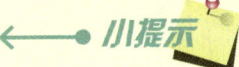

知识06：用药后的观察

1. 口服给药后的观察

口服给药后观察疗效，如体温、脉搏、呼吸、血压是否正常，尿量的多少，症状是否改善等。同时注意观察是否有不良反应，如头疼、头晕、恶心、呕吐、口干等。

2. 注射给药后的观察

皮内、皮下、肌肉注射给药后观察疗效，包括有无不良反应，局部有无红肿、痒痛、硬结、渗液、渗血。

3. 静脉输液的观察

（1）输液针头有无脱出、阻塞或移位；输液管有无受压、漏液；有些药物如甘露醇、山梨醇、去甲肾上腺素等药物，可引起局部组织坏死，应格外加以注意。

（2）当发现病人局部组织肿胀和疼痛、溶液不滴时，说明输液针头可能滑出血管外，液体注入皮下组织，此时应通知护士另选血管重新穿刺。

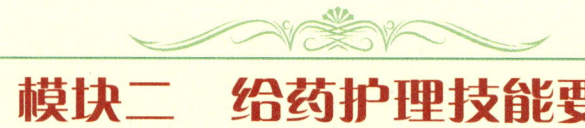

模块二　给药护理技能要求

技能01：口服给药

1. 准备工作

（1）环境：清洁、干燥，光线充足。

（2）准备用物：温开水、纸巾（或病人自己的毛巾），将已经配好的药物拿出（若药物在病人处需将药瓶拿出）。

（3）护理员：洗净并擦干双手。

2. 操作步骤

（1）将备好的温开水、纸巾和已经配好的药物（放在药杯内）拿至病人的床边。

（2）礼貌称呼病人，并向病人解释（药物的名称、服药的时间、服药的方法等）。

（3）核对医嘱、药物。

（4）协助病人取坐位或站位，卧床病人需扶病人坐起，背后垫软枕。

（5）将温开水递到病人手中，让病人先喝一口水，再将药杯递

> 若药物在病人处应与病人共同核对药物名称、查看有效期及药物的质量。

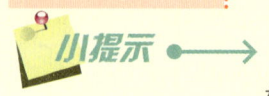

给病人，协助病人将药放入口中后喝水约100毫升，待病人完全将药物咽下，放下水杯协助病人擦净口周围。

（6）服药后再次核查所服的药物是否正确，确认无误后整理物品，将物品放回原处，药杯（小勺）洗净。

（7）协助病人取舒适的体位，洗净双手。

3. 不同药物的服用方法

（1）服用片剂时，若有大片药病人难以咽下，可将其研成粉状并加水搅拌成糊状再服用。

（2）服用水剂时，先将药水摇匀，一手将量杯上举使其刻度与视线平齐，另一手持药瓶（将标签面放于掌心），倒药液至所需的刻度处，计量准确后倒入药杯再服用。

（3）服用油剂溶液或按滴数计算的药液时，先将少许凉开水倒入小勺中，再将药液按照应服的剂量滴入凉开水中，一起服用。

（4）服用中药大蜜丸时，可根据病人的具体情况将药丸搓成小丸，以便病人服用。

（5）服用中药冲剂时，将药粉用温开水冲调后再服用。

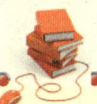
相关链接

口服给药的注意事项

（1）帮助病人口服药时，应注意按照医嘱核查药物的剂量和质量。

（2）协助病人服药时必须待病人服下药后方可离开。

（3）如病人需同时服用几种水剂药，在更换药物品种后，要洗净量杯。倒毕药水后，应将瓶口用清洁的湿巾擦净，放回原处。

（4）自理困难的病人应喂服，对鼻饲的病人须将药研细，用水溶解后从鼻饲管内灌入。灌药前后均应灌入适量温开水。

（5）病人服药后应随时注意观察服药的效果及不良反应。

（6）当病人有疑问时，应虚心听取，及时向医务人员反映病人的意见。

技能02：超声雾化吸入给药

超声雾化吸入法是用雾化装置将药液分散成较小的雾滴，由呼吸道吸入，达到预防和治疗疾病的目的。

1. 准备工作

（1）环境：安静，空气新鲜。

（2）准备用物：治疗车上置超声雾化器1套，药液罐内加药液、蒸馏水、水温计。

（3）护理员：洗手、戴口罩、备物。

（4）患者：根据病情可取坐位或侧卧位。

2. 操作步骤

（1）雾化前

检查雾化器性能是否良好；水槽内加冷蒸馏水200～300毫升（浸没雾化罐底的透声膜）；核对医嘱与药物；将药稀释至30～50毫升，注入雾化罐内，旋紧盖；安装管道。

（2）准备雾化

向病人解释，协助其取合适体位。接通电源，打开电源开关，根据需要调节雾量，将口含器放置病人口中，并鼓励病人。

（3）雾化后

治疗完毕，与病人沟通，取下口含器；关开关，切断电源，帮助病人擦净面部后取舒适体位；清理用物，观察并记录治疗效果与反应。

> 每次治疗时间为15～20分钟。

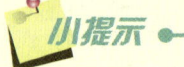

技能03：为褥疮病人换药

1. 准备工作

（1）环境：清洁，关闭门窗或用屏风遮挡，光线明亮。

（2）准备用物

1）无菌物品：弯盘2个（或治疗碗），无菌镊子2把（或血管钳），酒精棉球、生理盐水棉球数个，分置于弯盘的两侧，不能混合放置；干纱布数块（大、小及数目以伤口大小而定）。需要时备外用药棉球数个。

2）一般物品：胶布、治疗巾（纸巾）、剪刀、棉签等。

（3）护理员：戴口罩、洗手并擦干。

2. 操作步骤

（1）向病人解释，让病人取舒适体位。

（2）暴露伤口。掀开部分被褥，充分暴露伤口部位，伤口部位下铺治疗巾（或纸巾）。

（3）揭去伤口敷料。将一个弯盘放在伤口旁，用手轻轻揭去伤口上沾有污物的外层敷料，内面向上放入伤口旁的弯盘内，持镊子揭去伤口内层敷料。

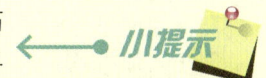

小提示

如有分泌物干结，可用生理盐水湿润后再揭下。

（4）清理创口。清理创口内分泌物和更换引流物。右手持镊子接触伤口，左手持另一把镊子从无菌弯盘内夹取无菌物品，递给右手，两手不可相碰。

先用酒精棉球由创缘向外消毒伤口周围皮肤两次（勿使酒精流入伤口），再用生理盐水棉球清洗伤口内分泌物，然后按不同伤口，敷以药物、纱布或适当安放引流物。

（5）覆盖敷料。用无菌敷料覆盖伤口，以胶布粘贴固定。胶布粘贴方向应与肢体或躯体长轴垂直，不能贴成放射状。胶布不易固定时可用绷带包扎。

（6）换药后协助病人恢复舒适体位，将病人衣服和床铺整理平整。

（7）将污敷料倒入医疗垃圾袋内，器械、弯盘、镊子等用消毒剂浸泡1~2小时后刷洗干净再高压灭菌（若为一次性物品放入医疗垃圾袋内）。传染性伤口敷料应采用焚烧法消毒，以防交叉感染。

（8）洗手并开窗通风。

技能04：眼部用药

眼部用药是将药物直接用于结膜囊内，用以治疗眼部疾患，如结膜炎、沙眼等。眼部用药有涂眼药膏和滴眼药水两种方法。

1. 准备工作

（1）环境：清洁，光线明亮（必要时打开聚光灯）。

（2）准备用物

1）眼药水：检查眼药水名称，有无变色、混浊、沉淀、过期等，确认合格方能使用。

2）眼药膏：检查眼药膏有无过期。

3）干棉球：可用纸巾替代，必要时备玻璃棒等。

（3）护理员：洗净并擦干双手（双手无长指甲或指环）。

2. 操作步骤

（1）解释

向病人解释滴眼药的方法和采取的姿势，待病人同意后进行操作。

（2）采取体位

协助病人取平卧位或坐位，头向后仰，眼向上看。

（3）眼部用药

1）滴眼药水。左手指将下眼睑向下方牵拉，右手持滴管或药瓶距离眼睑1~2厘米，将药液滴入下眼睑内（下结膜囊内）1~2滴，再轻提上眼睑（上眼皮）；叮嘱病人闭眼并转动眼球，以干棉球（或纸巾）按压泪囊区（眼的内角）2~3分钟（以防药液流入泪囊）；擦拭面部外溢的药水。

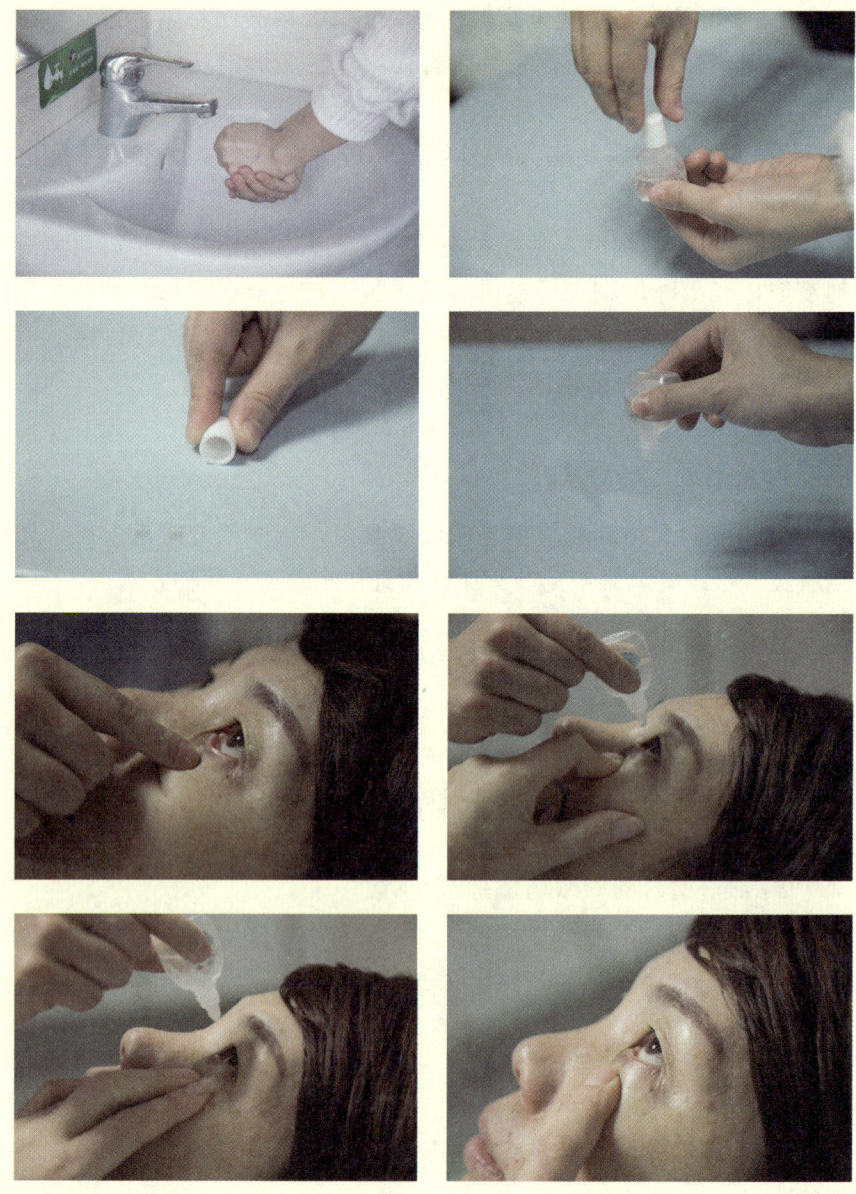

2）涂眼药膏

左手指将下眼睑向下方牵拉，右手持药膏瓶将药膏挤入下眼睑内约1厘米的长度，旋转药膏瓶使药膏断离，叮嘱病人闭眼休息片刻。

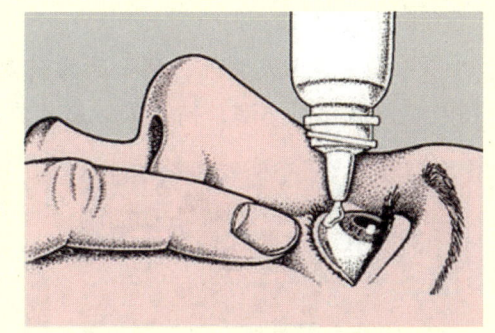

（4）操作完毕

用棉球或纸巾为病人擦净面部，协助病人恢复体位，整理用物，洗净双手。

技能05：鼻腔滴药

鼻腔滴药时将药物直接作用于鼻黏膜，用以治疗鼻炎、鼻塞等。

1. 准备工作

（1）环境：清洁，光线明亮。
（2）准备用物：滴鼻药水、干棉球（或纸巾）。
（3）护理员：洗净并擦干双手。

2. 操作步骤

（1）解释

向病人解释滴鼻药的方法和采取的姿势，待病人同意后进行操作。

（2）采取体位

先叮嘱病人轻轻擤出鼻涕，协助病人侧卧或仰卧头向后伸仰，鼻孔向上（侧卧时患侧向下）。

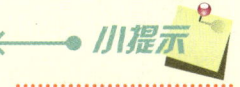

操作中动作要轻柔，防止药瓶晃动刺伤病人的眼睛，引起病人不适。注意无菌操作，药液滴瓶与眼睛距离不可过近，以免滴管触及病人眼睛而污染。

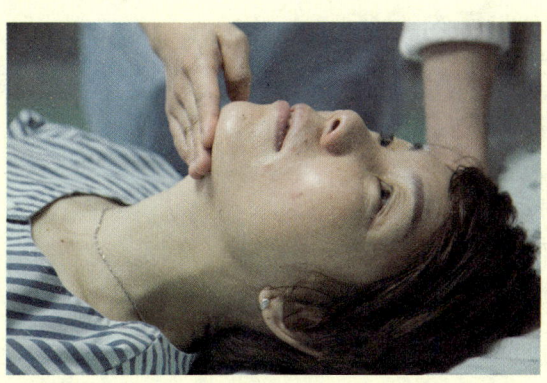

（3）滴鼻药

一手扶持病人头部，另一手拿药滴管，距离鼻孔1～2厘米，将药液滴入鼻孔3～5滴，待病人休息片刻再坐起。

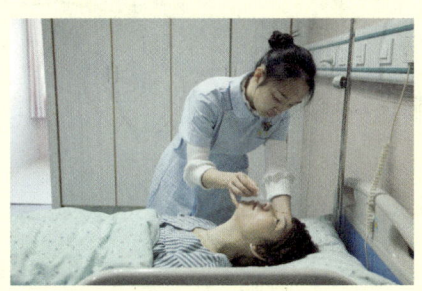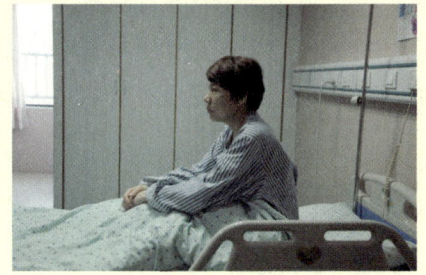

（4）操作完毕

用棉球或纸巾为病人擦净面部，协助病人恢复体位，整理用物，洗净双手。

> 操作中动作要轻柔，注意病人体位的舒适、安全，观察病人用药后的反应。
>
> 小提示

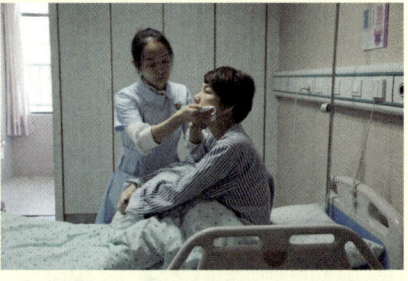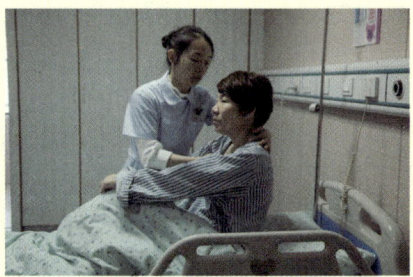

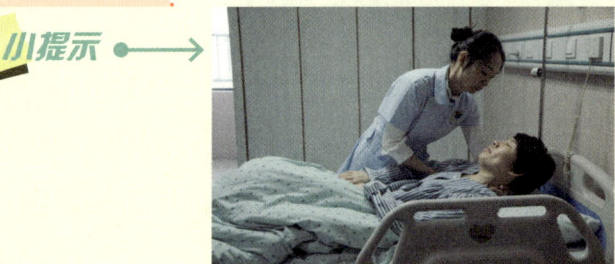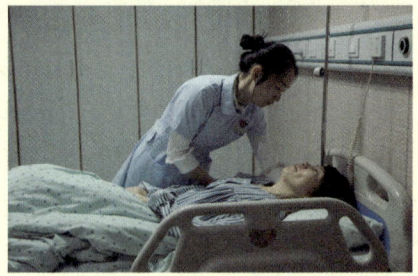

技能06：耳内用药

耳内用药是将药物直接滴入耳内，用于治疗局部疾患，如中耳炎、外耳道炎症等。

1. 准备工作

（1）环境：清洁，光线明亮。

（2）准备用物：耳药水、干棉球（或纸巾）。

（3）护理员：洗净并擦干双手。

2. 操作步骤

（1）解释

向病人解释滴耳药的方法和采取的姿势，待病人同意后进行操作。

（2）采取体位

协助病人取侧卧位或坐位，头偏向健侧，患耳向上。

（3）滴耳药

用棉签将耳道内分泌物擦拭干净，左手将病人的耳郭向后上方牵拉，使耳道变直，右手持滴管或滴瓶将药液顺外耳道壁滴入3～5滴，再用手指按压耳屏数次后用棉球塞入外耳道口，待病人休息片刻再坐起。

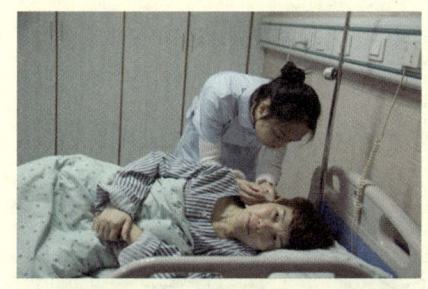
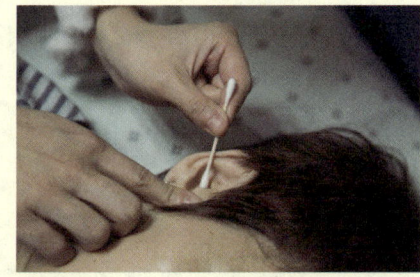
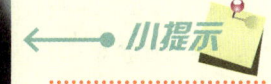
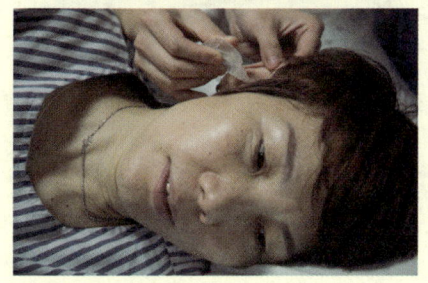
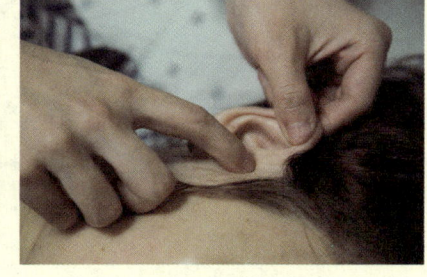

操作中动作要轻柔，注意观察病人用药后的反应，如有不适应停止。

（4）操作完毕

用棉球或纸巾为病人擦净面部，协助病人恢复体位，整理用物，洗净双手。

技能07：直肠栓剂给药

直肠给药是将药物经肛门放入直肠内，由直肠黏膜吸收，以达到治疗目的，也属黏膜用药。常用于治疗肛门疾病（如痔疮、肛裂）和解除便秘。

1. 准备工作

（1）环境：清洁、温暖。
（2）准备用物：直肠栓剂、指套（或手套）、纸巾。
（3）护理员：洗净双手并擦干。

2. 操作步骤

（1）解释
核对后向病人解释栓剂药的用法和采取的姿势，待病人同意后进行操作。
（2）采取体位
协助病人采取左侧卧位，臀部靠床缘。
（3）放置栓剂药
护理员戴好指套或手套，将栓剂取出；左手垫纸巾分开臀裂，右手食指与拇指持栓剂轻轻插入肛门深处（3～4厘米）；退出食指，用纸巾擦拭病人肛门处，叮嘱病人休息20分钟再恢复舒适体位，将指套翻转取下。

> 操作中动作要轻柔，注意观察病人用药后的反应，如有不适应停止。自理困难的病人要注意排便的照顾。

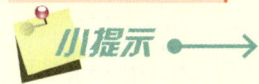

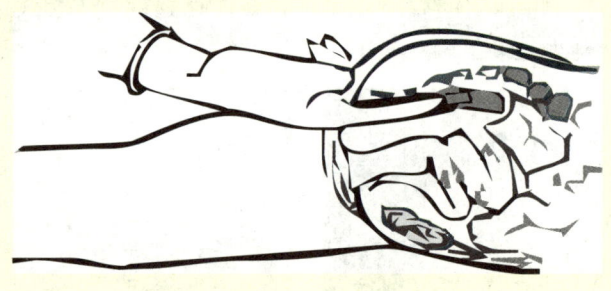

（4）操作完毕
整理用物，洗净双手。

技能08：开塞露给药

开塞露是由甘油和山梨醇制成的通便剂，药液进入直肠可刺激肠蠕动，软化粪便，达到排便的目的。

1. 准备工作

（1）环境：清洁、温暖。
（2）准备用物：20毫升开塞露1支，纸巾等。
（3）护理员：洗净双手并擦干。

2. 操作步骤

（1）解释

核对后向病人解释开塞露的用法和采取的姿势，待病人同意后进行操作。

（2）采取体位

协助病人采取左侧卧位，臀部靠床缘。

（3）使用开塞露

将开塞露药瓶打开，左手持纸巾，右手将瓶内药液挤出少许在纸巾上，滑润开塞露药瓶颈部；左手垫纸巾分开臀裂，右手持开塞露将颈部轻轻插入肛门深处，挤压药瓶将药液挤入肛门内；退出药瓶，用纸巾擦拭病人肛门处，协助病人恢复体位，叮嘱病人休息10分钟左右再排便。

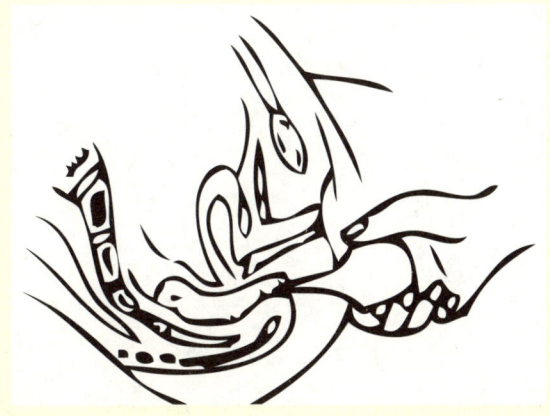

> 操作中动作要轻柔，注意观察病人用药后的反应，如有不适应停止。自理困难的病人要注意排便的照顾。

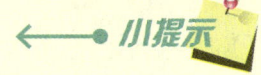

（4）操作完毕

整理用物，洗净双手。

第七单元

康复护理

- 康复护理基础知识
- 康复护理技能要求

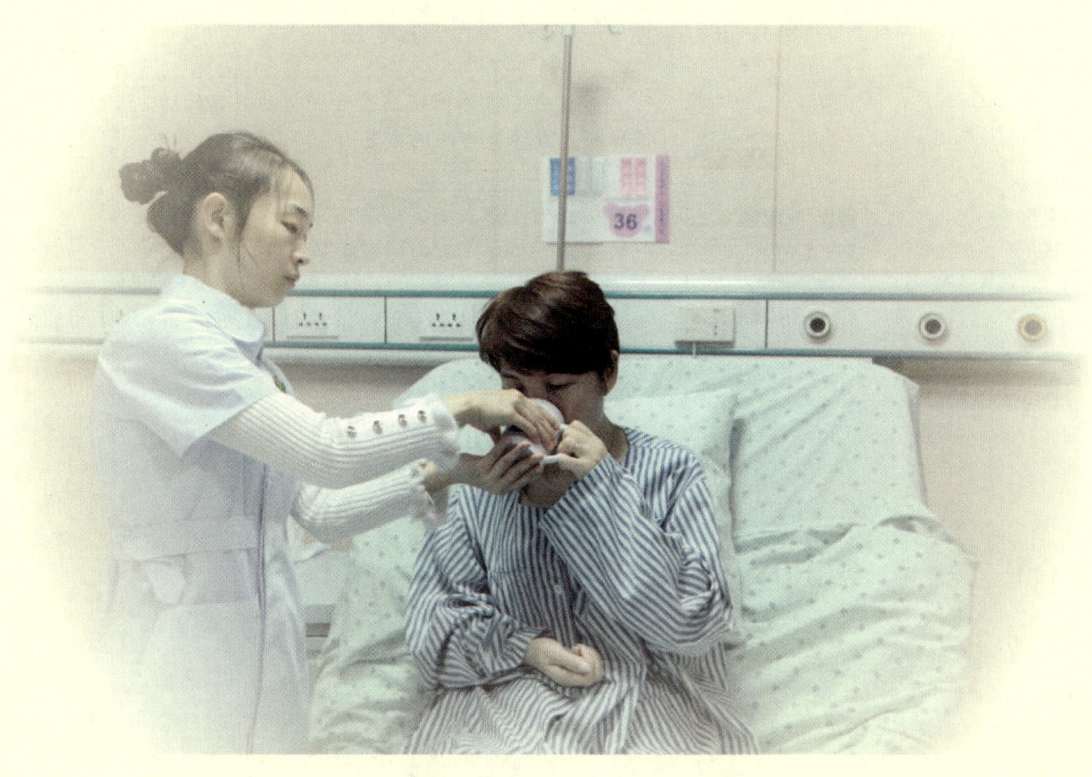

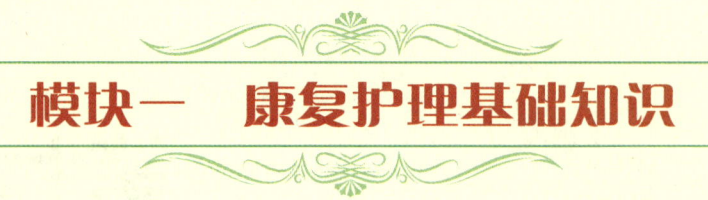

模块一　康复护理基础知识

知识01：康复护理的对象

康复护理是除治疗护理手段外，采用与日常生活活动有密切联系的运动治疗、作业治疗的方法，帮助患者恢复自理生活的护理方法。

康复护理的对象主要是肢体障碍者、老年病和慢性病者。他们因各种生理上和心理上的缺陷造成生活、工作和社会交往等诸方面的能力障碍，且这种身体状况处于相对稳定状态。

知识02：康复护理的目的

康复护理的目的是使患者的残存功能和能力得到恢复，重建身心平衡，最大限度地恢复其生活自理能力，以平等的资格重返社会。具体如下图所示。

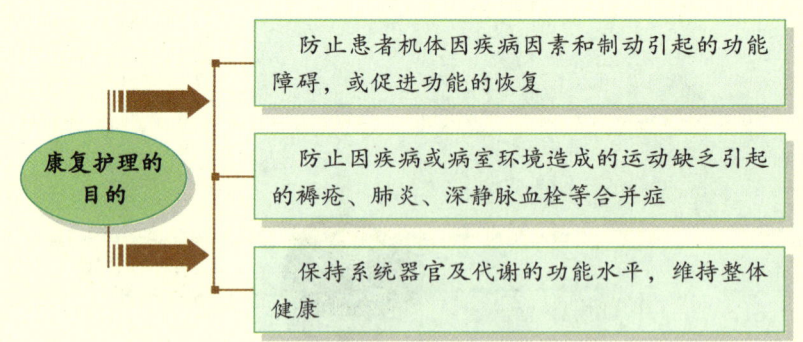

康复护理的目的

知识03：康复护理的原则

一般基础护理采取的是"替代护理"，康复护理则应遵循以下原则：

（1）侧重于"自我护理"和"协同护理"。

（2）功能训练贯穿于康复护理的始终。
（3）重视心理护理。
（4）协作是取得良好效果的关键。

知识04：康复护理的环境要求

1. 设施环境要求

康复护理设施环境要求如下表所示。

康复护理设施环境要求

环境设施	设置要求
出入口	设斜坡，倾斜角度为50度左右，宽度为1～1.14米；两侧设5厘米高突起围栏，以防轮椅滑出；出入口设1.5米×1.5米的平台部分与斜坡相连
楼梯	以电梯代之，门宽不小于80厘米，电梯面积不小于1.5米×1.5米；若设楼梯，阶梯不高于15厘米，深度为30厘米，两侧设65～85厘米高的扶手
走廊	宽度为1.4米，能同时通过两辆轮椅的走廊宽度不小于1.8米
房门	取消门槛，门宽要利于轮椅通过，以轨道式推拉门为宜；门把手要低于门的高度，门锁最好为按压式
家居设置高度	坐在轮椅上手能触及的最大高度为1.22米，因此为了便于肢体障碍者或不能站立患者的日常活动，家居设置高度均应低于一般高度。如：灯的开关低于92厘米，衣柜内挂衣的横木不高于1.22米，桌面高度低于80厘米等
扶手	在楼道、走廊、洗手间及房间的墙壁应安装扶手，注意地面应防滑且无障碍物

2. 心理康复环境要求

心理健康是指在身体、智能及感情上保持最佳状态。康复护理人员在护理工作中，一定要把医学、心理学知识和方法与现代康复护理理论有机结合，使患者通过康复治疗不仅躯体疾病得以改善和恢复，而且心理问题也得以矫正，从而保证康复计划的顺利实施，最终达到回归家庭和社会的康复目标。

良好的康复环境，主要是指温馨、和谐、舒适的生活和治疗环境。这就需要护理员和家属尊重理解患者，创造积极的情绪环境，建立和谐的沟通环境。

模块二 康复护理技能要求

技能01：体位摆放护理

1. 仰卧位

（1）床铺必须尽量平整。

（2）头位：要固定于枕头上，不要灵活能动。

（3）双侧肩关节：抬高向前，固定于枕头上。

（4）患侧上肢：固定于枕头上，保持伸肘，腕背伸，手指伸展。

（5）患侧臀部：固定于枕头上，预防骨盆后缩及下肢外旋。

（6）患侧下肢：下肢伸直，膝下可置一小枕；踝关节需保持90度，预防足下垂。

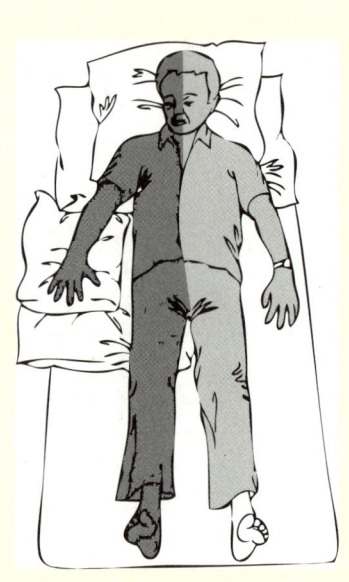

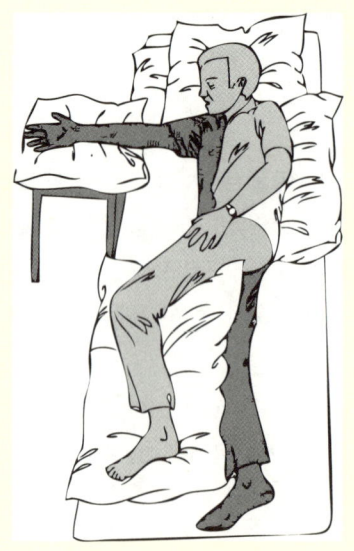

2. 患侧卧位

（1）床铺必须尽量平整。

（2）头位：要固定。

（3）躯干：稍微后仰，背后及头部放一枕头固定。

（4）患侧上肢：患臂前伸，将患肩拉出，避免受压和后缩；肘关节伸直，前臂外旋。

（5）患侧下肢：髋关节伸展，膝关节微曲。

（6）健侧下肢：屈曲向前置于体

前枕上。

3. 健侧卧位

（1）床铺必须尽量平整。

（2）头位：要固定，与躯干呈直线。

（3）躯干：略微前倾。

（4）患侧肩关节：向前平伸。

（5）患侧上肢：放于枕头上，和躯干呈100度角。

（6）患侧下肢：膝关节、臀部略为弯曲；腿脚置于枕头上。

（7）健侧上肢：病人怎么舒适怎么放置。

（8）健侧下肢：膝关节、臀部伸直。

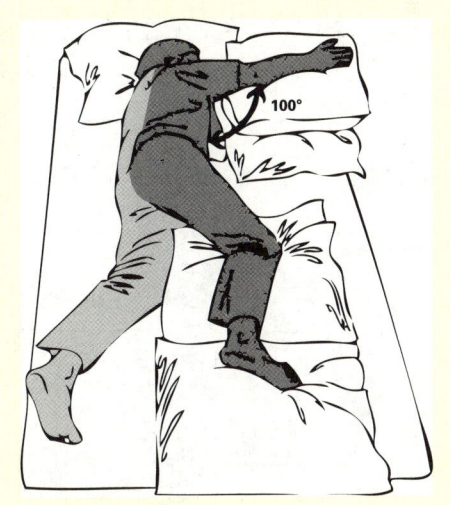

4. 坐位

（1）床铺必须尽量平整，病人下背部放枕头。

（2）头部：不要固定，能自由活动。

（3）躯干：伸直。

（4）臀部：与躯干呈90度屈曲，重量均匀分布于臀部两侧。

（5）上肢：放在一张可调节桌上，上置一枕头。

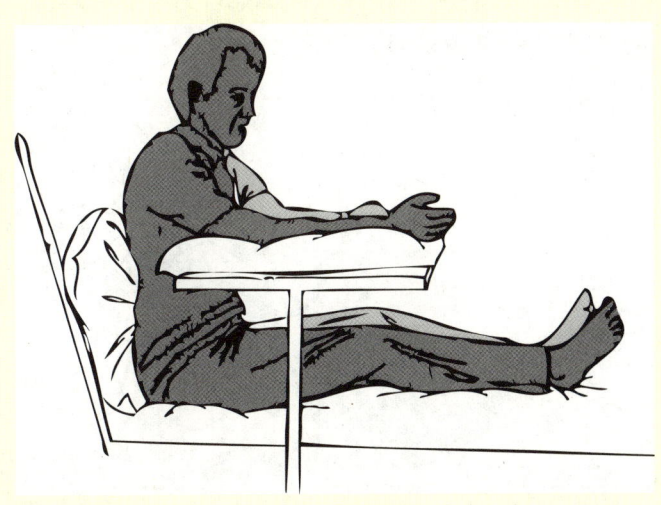

5. 轮椅坐位

（1）病人腰部放置一个枕头，使躯干保持伸展。

（2）双手前伸，肘放在桌上。
（3）臀部尽量坐在轮椅坐垫的最后方，防止身体下滑。
（4）双足平放于地上或平凳上。

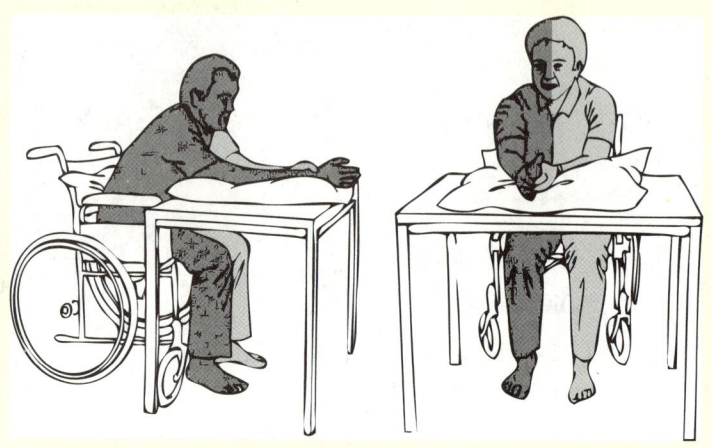

技能02：体位变换护理

1. 健侧翻身

方法一：
（1）床铺必须尽量平整。
（2）病人屈膝平躺，足跟紧贴床铺。
（3）护理员一手将病人膝关节向下托，另一手翻转骨盆，就着枕头移动肩关节，使病人翻转。

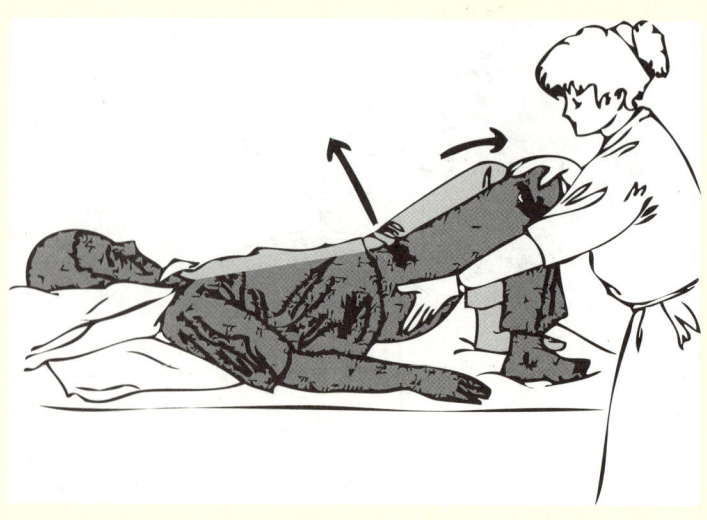

方法二：

（1）护理员同时引导病人患侧肩和膝。

（2）病人自行把健侧肢体移到另一侧。

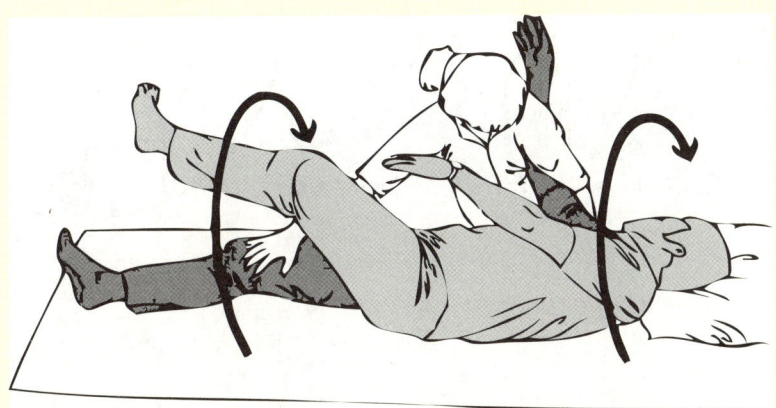

2. 患侧翻身

方法一：

（1）患侧膝关节屈曲。

（2）病人双手紧贴一起。

（3）护理员同时翻转病人的患侧肩和臀部，使病人侧卧。

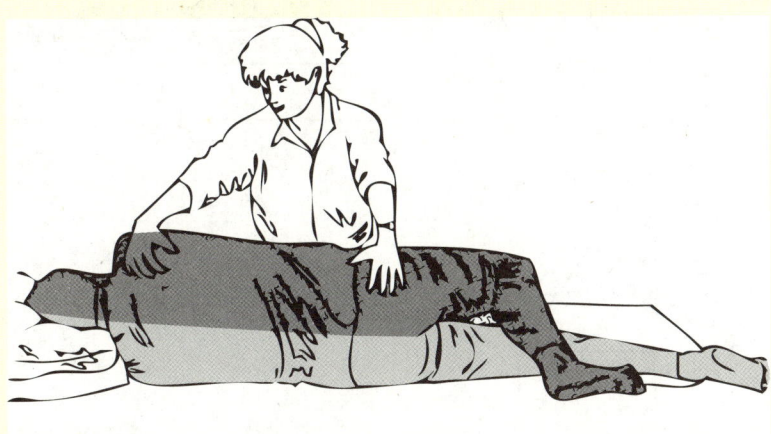

方法二：

（1）病人双手紧贴在一起。

（2）护理员同时翻转病人臀部和足底以引导患侧。

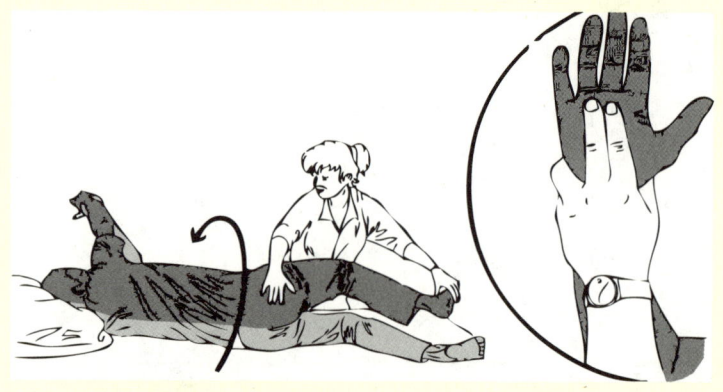

3. 由仰卧位到坐位

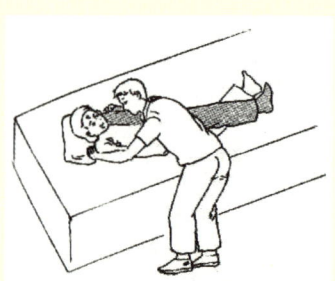

（1）把病人的患腿搭在健腿上。

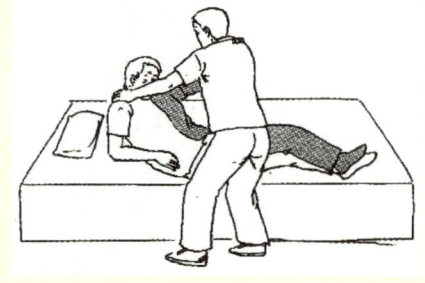

（2）把病人双腿移至床边，扶起病人上半身。

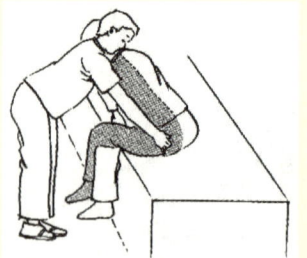

（3）把病人双腿移至床下。

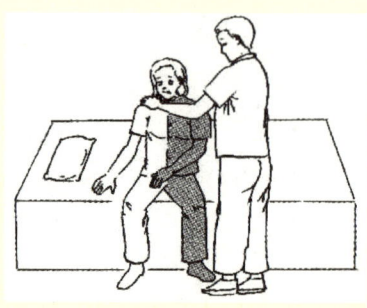

（4）将患腿从健腿上放下，上半身坐正。

4. 把病人从椅子移到床铺

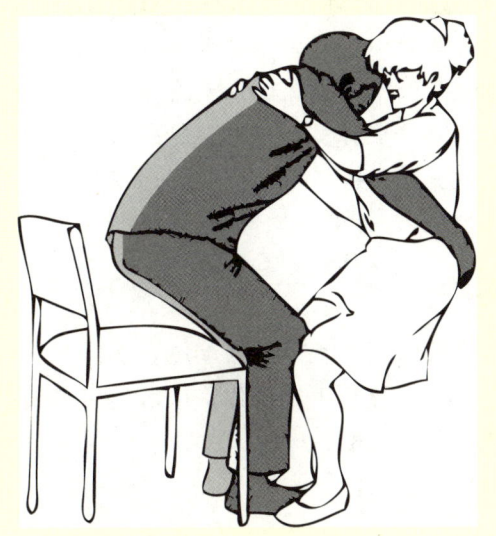

（1）护理员站在病人面前，用躯干和上肢支撑病人，从肩部把病人引起，病人患侧膝关节抵在护理员双膝之间。护理员把病人重心移到自己脚上，由病人肩部牵引病人上升下降。

（2）让病人脚跟着地，双手相握抵在前方椅子上（事先在病人面前放置一张椅子），病人前倾使重心前移，头位于足前方，旋转身体移到床铺上。护理员在另一侧，弯腰，用双手扶住病人臀部，双肘和一只脚支撑病人，防止病人在移动中滑倒。

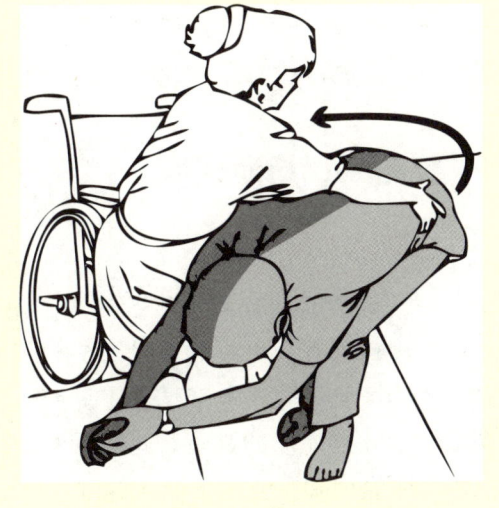

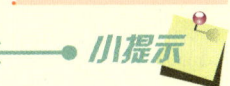

病人双足必须在双膝正下方。

技能03：吞咽能力训练

1. 发音运动

发音与咽下有关，先利用单音单字进行康复训练，让患者从"你、我、他"开始，每字每次两遍，以便易于接受学习。然后歌唱"东方红"第一段，鼓励他们自然地大声唱，通过张闭口动作、声门开闭促进口唇肌肉运动和声门的闭锁功能。

一般在晨间护理及下午的基础护理后进行，逐渐要求其发声、发音准确，语言肌群运动与力量协调。

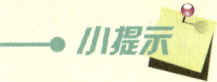

2. 舌肌、咀嚼肌运动

在患者未出现吞咽反射的情况下，先进行舌肌和咀嚼肌的按摩。再嘱患者张口，将舌尽力向外伸出，先舔下唇及左右口角，转至舔上唇及硬腭部，然后将舌缩回，闭口做上下牙齿互叩，咀嚼10次。如果患者不能自行舌运动时，护理员可用纱布轻轻地把持舌进行上下、左右运动，将舌还回原处，轻托下颌闭口，以磨牙咬动10次。分别于早、中、晚饭前进行，每次5分钟。

3. 颊肌、喉部内收肌运动

嘱患者轻张口后闭上，使双颊部充满气体、鼓起腮，随呼气轻轻吐出。也可将患者手洗净后，让其做吮手指动作，以收缩颊部及进行轮匝肌运动。每日2次，每次反复做5次。

4. 吞咽动作

对咽部进行冷刺激，使用冰冻棉签蘸少许水，轻轻刺激软腭、舌根及咽后壁，然后嘱患者做空吞咽动作。寒冷刺激能有效强化吞咽反射，促进吞咽力度。每日3次。

技能04：排泄训练

1. 膀胱功能训练

一般手术后留置导尿管的病人，每日用0.5%碘伏消毒尿道口2次，在拔除尿管前试夹导尿管3~5天后再拔除。夹尿管期间，每4小时开放导尿管一次，一般情况下膀胱储尿在300～400毫升时有利于膀胱自主收缩功能的恢复，也可通过记录入量来判断放尿的时间。留置导尿管期间，要保证病人的进水量，每日必须达到2 500～3 000毫升，以起到冲洗膀胱的作用，防止感染。

还须注意导尿管的正常方向和固定方法，保持导尿管的通畅，必须注明插、换导尿管的日期。导尿管每两周更换一次，因其前缘气囊内有水或气，要嘱咐病人及家属不能牵拉以免造成尿道损伤。尿袋内的尿要及时放空，以免尿液反流引起感染。

2. 排便功能训练

（1）饮食干预

1）在病人病情允许的情况下，给予高热量、高蛋白、清淡易消化的流质饮食鼻饲，少量多餐。

2）摄入充足的水分，每天700～1 000毫升，避免脱水，造成大便干燥。

3）适当进食有润肠、通便作用的食物，如蜂蜜、芝麻、核桃、牛奶等。

4）宜多吃富含纤维的食物，如各种新鲜水果汁、蔬菜汤等。

5）适当进食一些含B族维生素的食物，如豆麦、粗粮等，以促进肠道蠕动。

（2）腹部按摩

病人取仰卧位，双膝弯曲，腹部放松。护理员于病人右侧，双手重叠（左手在下，右手在上）置于病人右下腹部，以大鱼际肌和掌根着力，沿升结肠、横结肠、降结肠、乙状结肠方向反复推展按摩，使腹部下陷1厘米，幅度由小到大，直至产生肠蠕动。每天2次，早餐后和晚餐后30分钟进行，每次10～15分钟。

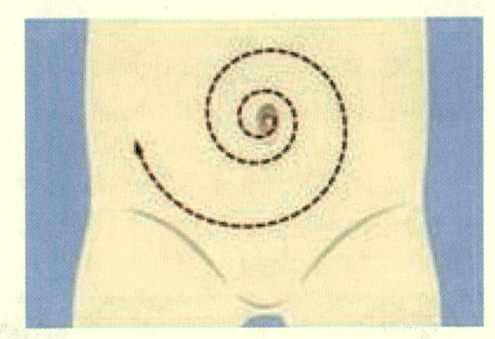

（3）温水足浴疗法

每天晚餐后1小时进行温水足浴，每次20分钟，以促进肠蠕动。

（4）指压法

每日拟排便前10分钟进行，病人取卧位取穴。

1）指压天枢穴。脐中旁开2寸处，用双手拇指指腹分别按压，由轻至重，逐渐加力。每次按压可持续数秒至数分钟，3～5分钟后可有酸胀、酸痛感和肠蠕动。

2）指压天沟穴。取腕背横纹上3寸，尺骨与桡骨之间，手法同上，3～5分钟可显效。如此按压效果不佳时，可反复交替按压直至排便。

（5）康复锻炼

根据病人情况制订计划，定时翻身、叩背，被动活动四肢，尤其是做下肢的屈伸、侧展等运动。这样不仅可牵拉腹部肌肉，还可以增加腹压，使肠蠕动增加，促进排便。具体做法是：尽量抬高病人双下肢做屈膝运动，向腹部尽量靠近；侧展时先抬一侧，下肢向外向上拉开，然后回位。每日2次，每次屈伸、侧展20次，可根据病人情况增加次数。

技能05：日常生活活动能力训练

日常生活法动指人在独立生活中反复进行的、最必要的基本活动，包括衣、食、住、行及个人卫生等方面。

1. 进食训练

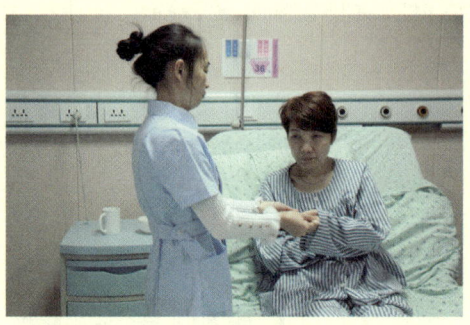

（1）护理员将食物放置在适当位置。

（2）让病人用健手伸向筷子，握持；辅助手拿起饭碗送至口边，或由护理员端起饭碗送至口边。

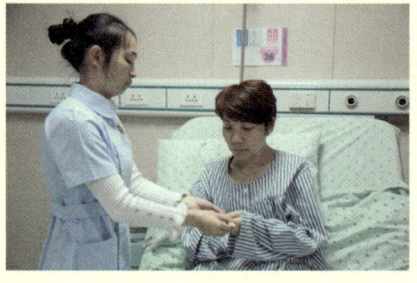 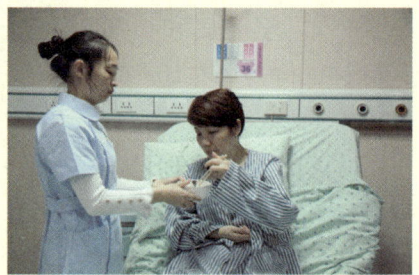

（3）病人头稍前倾，拨动筷子把食物送进口中，咀嚼吞咽食物。

> 若用调羹，无须端起饭碗，直接用调羹盛食物后送入口中，其他步骤相同。

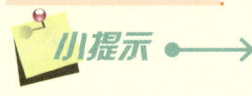

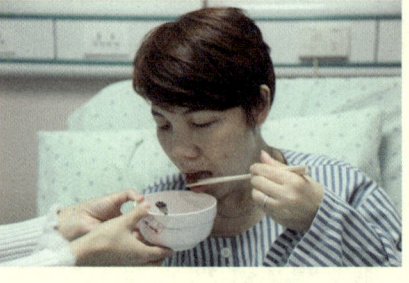 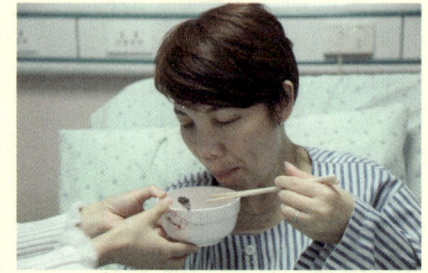

（4）重复动作（3）至食完。

2. 饮水训练

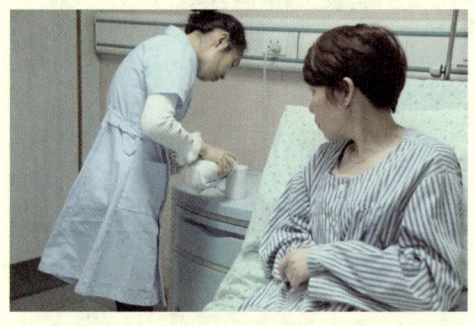

（1）护理员在杯中倒入适量的温水，置于适当位置。

（2）让病人单手或双手伸向水杯，端起后送至嘴边。

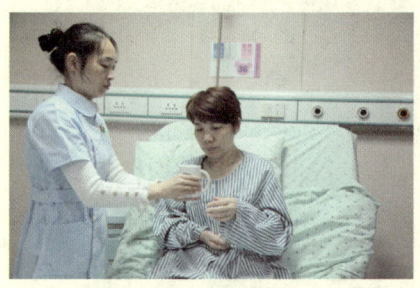 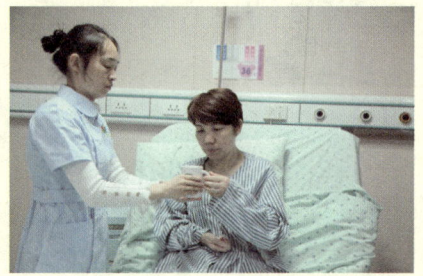

（3）微微提高水杯，将少许温水倒入口中，含吞，咽下。

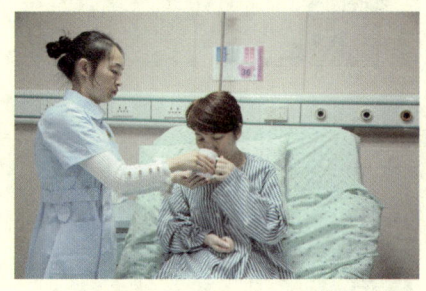 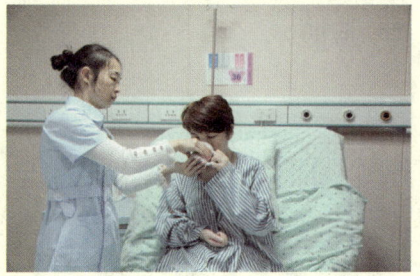

（4）重复动作（3）至饮完。

3. 更衣训练

穿脱衣物和鞋袜需要许多技能才能完成，包括平衡协调能力、肌力、关节活动、感知和认知的能力等。训练时要给予充足的时间和指导，大多数病人可独立进行。

（1）开口上衣的穿法

病人取坐位，分清上衣前后、上下位置，用健手将患肢套进衣袖并拉至肩峰；将上衣另一只袖口从身后拉向健侧，健手穿入袖口，拉至肩峰；整理好后拉上拉链或系上纽扣。

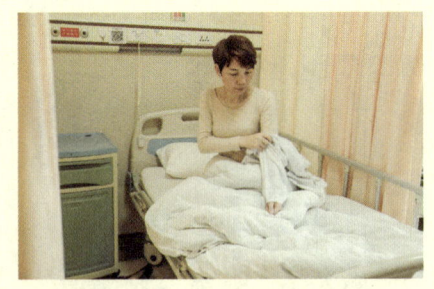

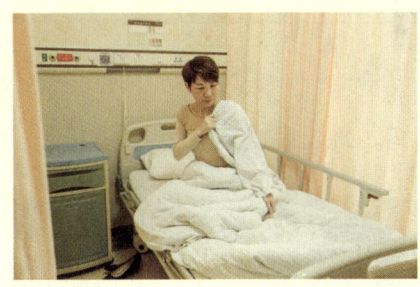 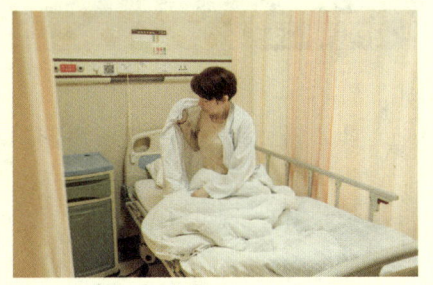

（2）套头上衣的穿法

方法一：

病人取坐位，分清上衣前后、上下位置，用健手将患肢套进衣袖，再将健手穿入袖口，然后用健手将衣服套穿在头上，整理衣服即可。

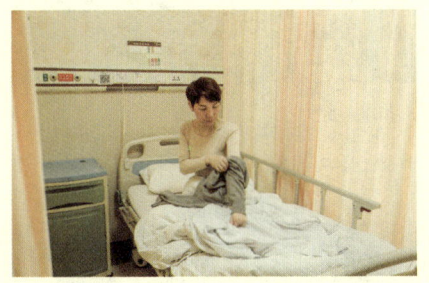

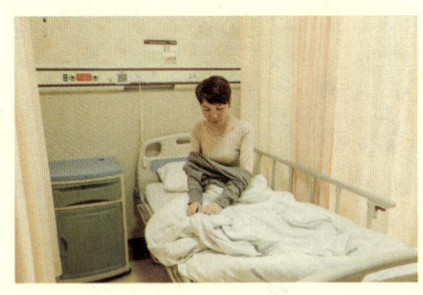 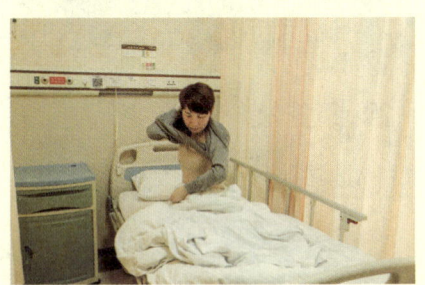

方法二：

病人取坐位，分清上衣前后、上下位置，用健手将患肢套进衣袖并拉至肩峰，然后套穿在头上，再将健手伸过袖口，整理完毕。

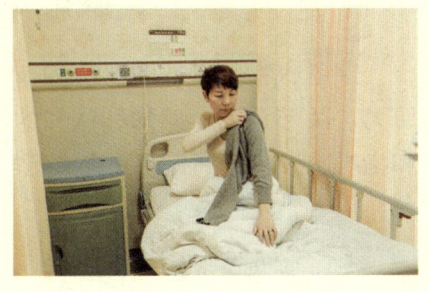

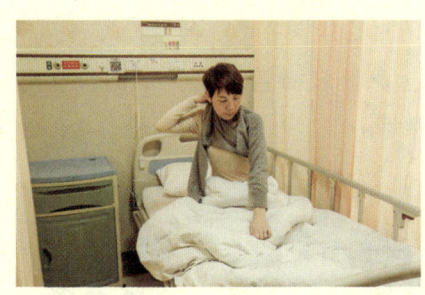 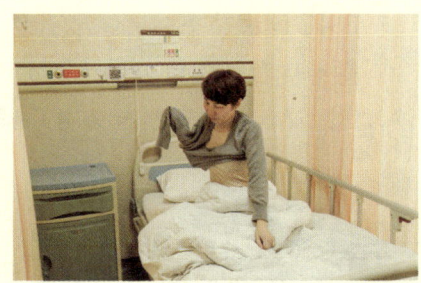

（3）开口上衣的脱法

病人取坐位，拉开拉链或解开纽扣；以健手先脱患侧至肩部，再脱健侧至肩部；从袖口中脱出健手，继而脱出患手。

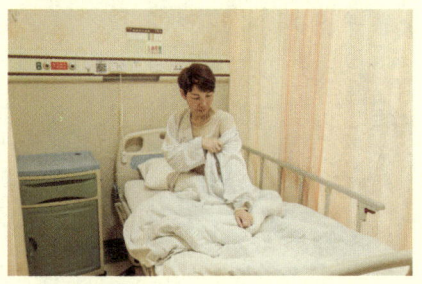

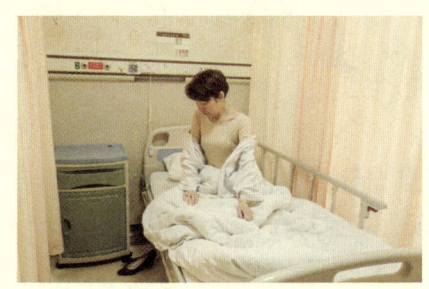 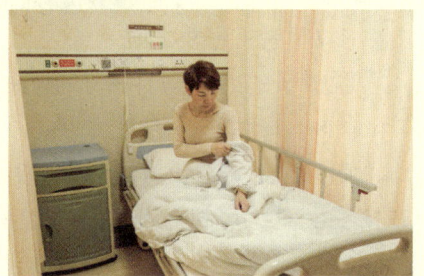

（4）套头上衣的脱法

病人取坐位，脱的方法与穿的方法相反。

（5）在床上穿裤子的方法

病人取坐位，分清裤子前后、上下位置；叉开腿坐，先将一只裤腿套在患侧腿上，然后将另一只裤腿套在健侧腿上；躺下，蹬健侧脚悬腰，将裤子拉起并系紧腰带。

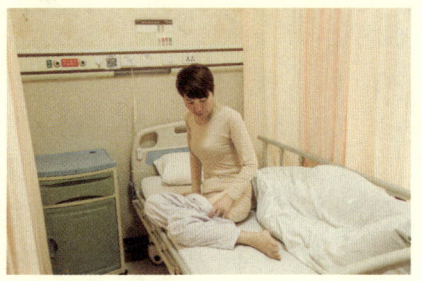

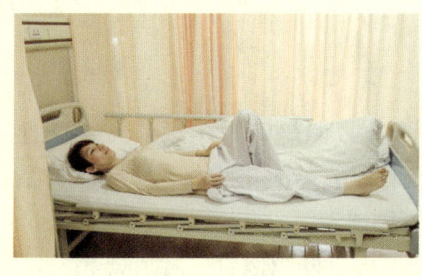 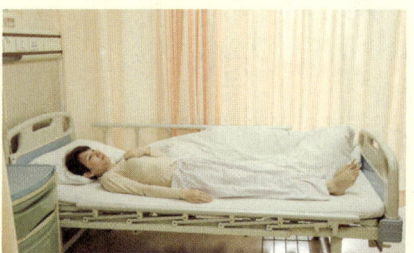

（6）在椅子上穿裤子的方法

将患侧腿放在健侧腿上，先套上患侧腿裤管，再套上健侧腿裤管，然后站起将裤子提起来并系紧腰带。

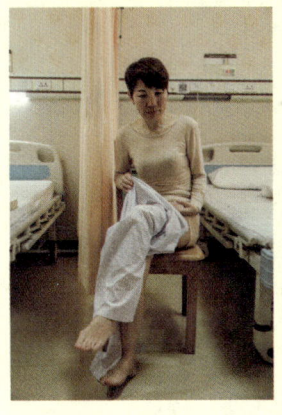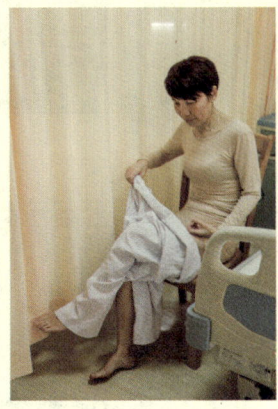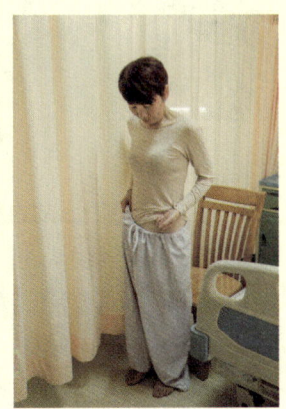

（7）脱裤子的方法

脱裤子的方法与穿裤子刚好相反。

（8）穿脱袜子的方法

病人坐在床上时，可将患侧腿盘在健侧腿上穿脱袜子。病人坐在椅子上时，可将患侧腿放在健侧腿上穿脱袜子。

4. 如厕训练

在如厕过程中，躯体的运动机能要达到最基本的要求，至少能做到坐位与站立平衡、握持扶手、身体转移等。

如厕有坐式或蹲式，前者虽比后者简单，但两者训练方法基本相同：

（1）病人站立位，两脚分开。

（2）一手抓住扶手，一手解开腰带，脱下裤子。

（3）身体前倾，借助扶手缓慢坐下。

（4）便后处理，如自我清洁、使用清洁垫。

（5）一手拉住裤子，一手牵拉扶手，身体前倾，伸髋伸膝，站立后系上腰带。

5. 身体清洁训练

严重的伤病残者在这方面常有困难，但是，大多数病人并不愿意在这方面依赖他人。在经过反复训练后，诸如洗脸、梳头、剪指甲等简单活动均能掌握，真正困难的是洗澡。

洗澡可以取坐位和站立位的淋浴，也可使用浴缸，其方法如下：

（1）病人坐在紧靠浴缸的椅子上，脱去衣物。
（2）用双手托住患侧下肢放入浴缸，随之放入健侧下肢。
（3）健侧手抓住浴缸边缘或握持扶手，将身体转移到浴缸内，沿浴缸槽缓慢坐下。
（4）洗澡时，可借用手套巾、长柄浴刷、环状毛巾擦洗。
（5）洗毕，出浴顺序与（1）、（2）、（3）顺序相反。

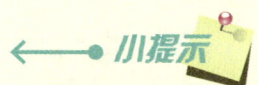

小提示

出入浴缸时，让病人先坐在池边凳子上再进入浴缸较为安全。

6. 家务活动训练

家务活动训练不仅仅是练习某一功能，而应增加一些其他方法来提高训练效果。护理员应教会病人用替代的方法对特殊缺陷进行代偿，与病人一起讨论家务活动中的计划、安排及家务活动中的安全问题；指导病人在家务活动中正确地分配和保存体能，在劳作、休息、娱乐三者之间合理安排。

技能06：功能训练

1. 肩关节训练

让病人仰卧于床上，护理员站在床边，指导病人自己做或帮助病人做如下训练。放松肩关节肌肉，抖肩、耸肩，外展上肢至90度，上举上肢至90度；上举上肢从肩关节打向对侧髋关节，摸向对侧肩关节。

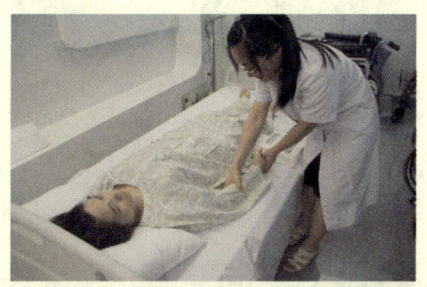

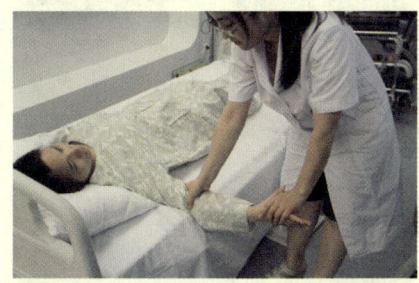

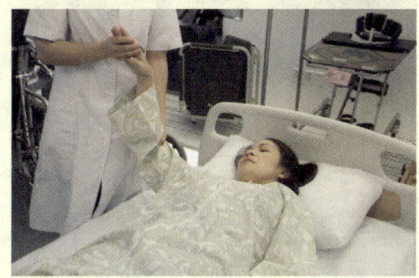

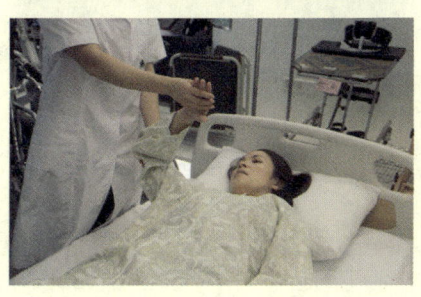

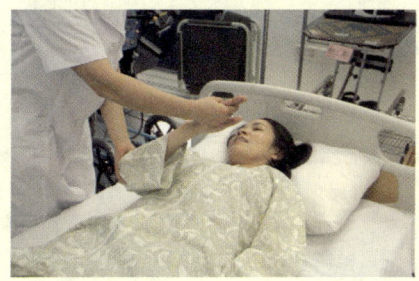

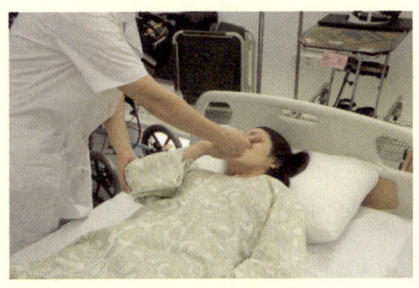 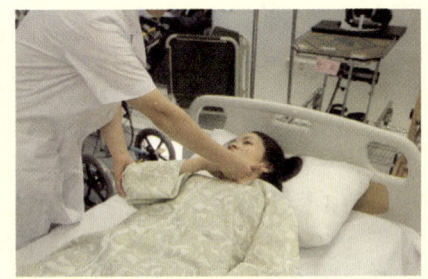

2. 肘关节训练

让病人仰卧于床上,护理员站在床边,指导病人自己做或帮助病人做如下训练。肘关节与肩平,前臂绕肘关节活动90度,掌心向上,屈肘关节。

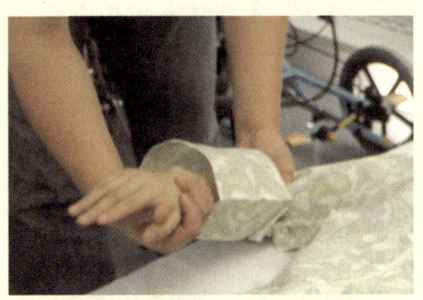

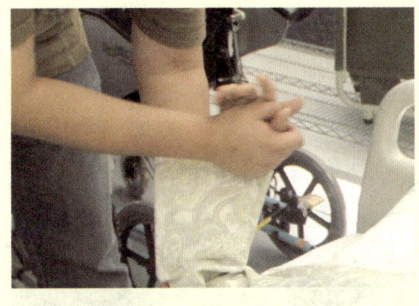 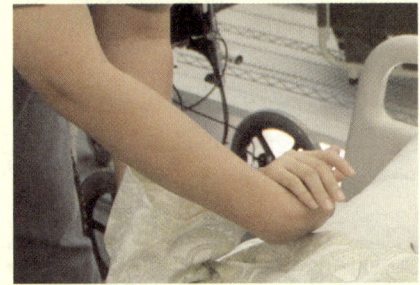

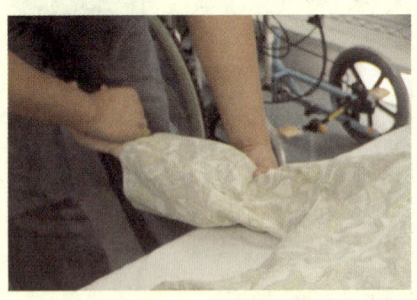 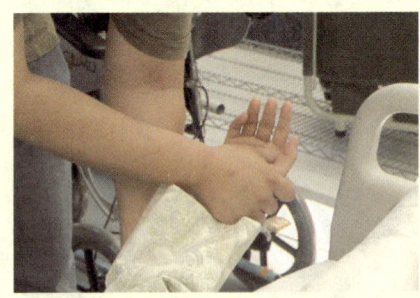

3. 腕关节训练

让病人仰卧于床上,护理员站在床边,指导病人自己做或帮助病人做如下训练。外转、内旋手腕,手掌垂直于前臂做圆周运动。

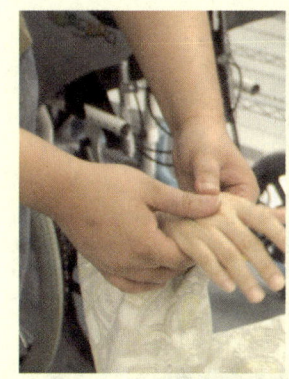 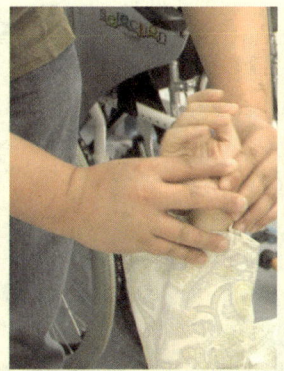 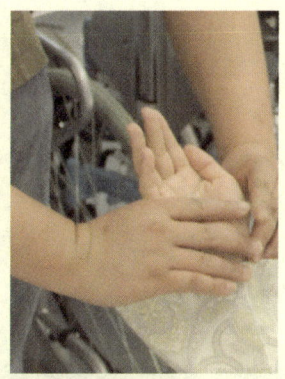

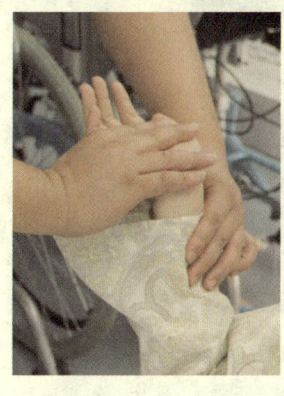 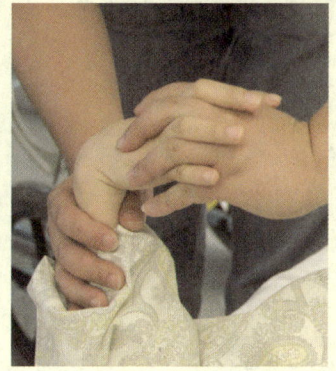

4. 指关节训练

让病人仰卧于床上,护理员站在床边,指导病人自己做或帮助病人做如下训练。首先五指一起屈、展,然后各个手指逐一屈、伸、拉,最后抖动,放松上肢。

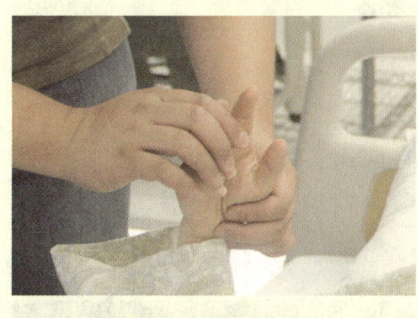 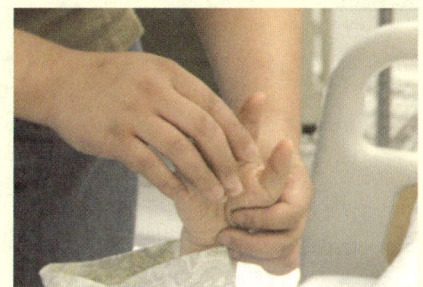

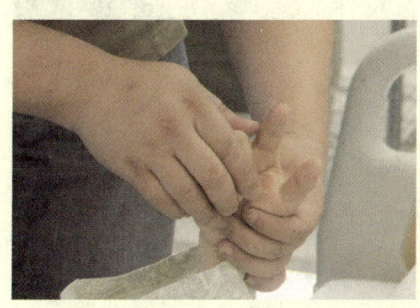 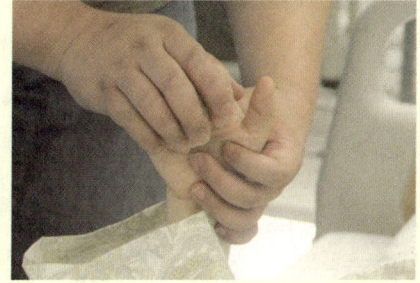

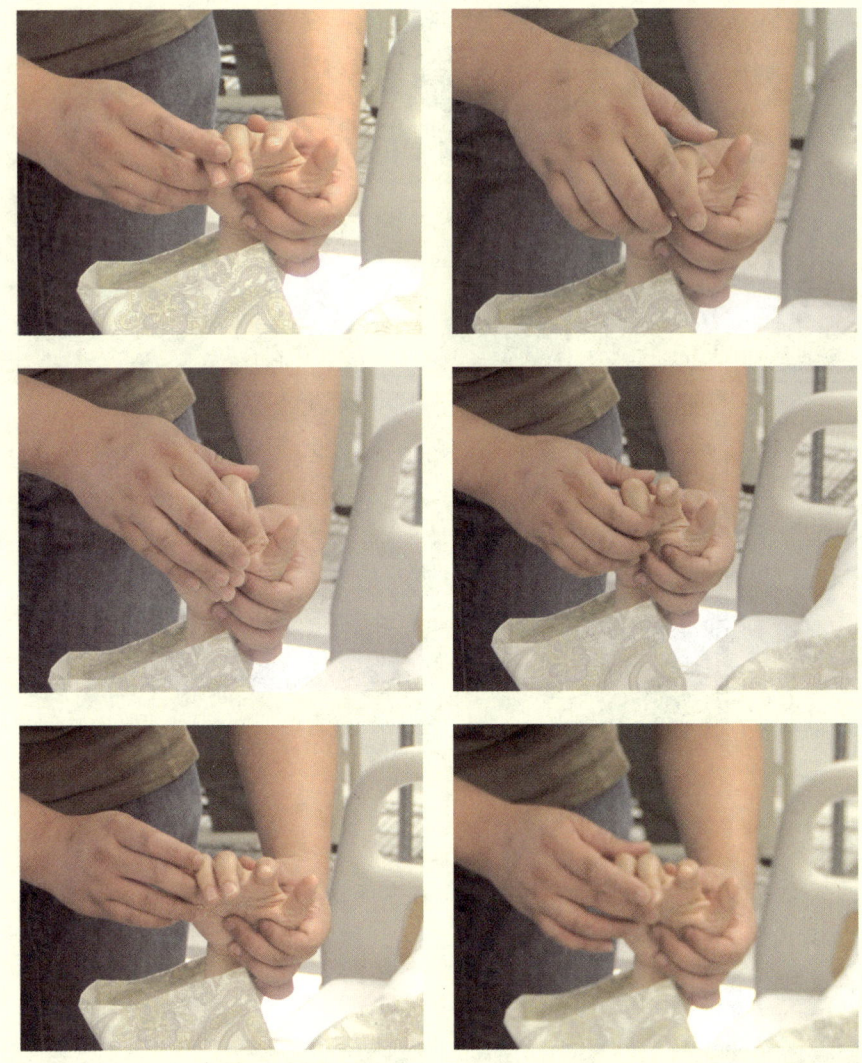

5. 髋关节训练

让病人仰卧于床上，护理员站在床边，指导病人自己做或帮助病人做如下训练。抬腿，揉髋、送髋，抖动、拍打下肢，膝关节弯曲，抬腿画圈，小范围活动髋关节。

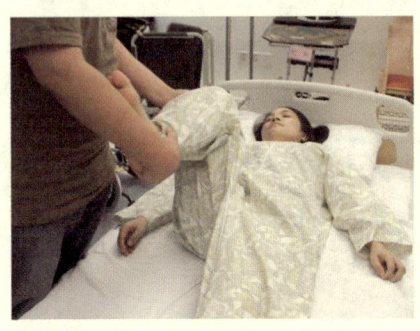 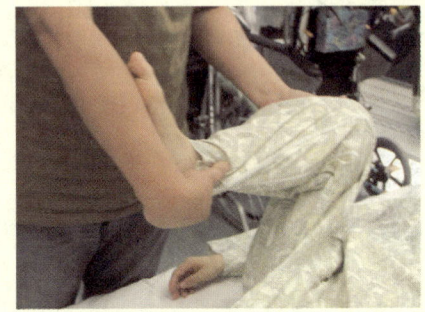

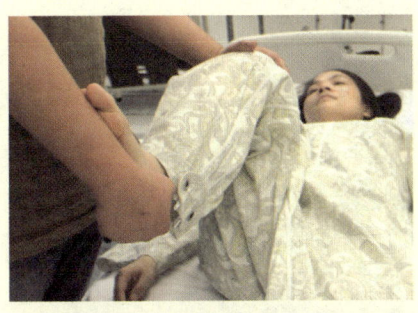
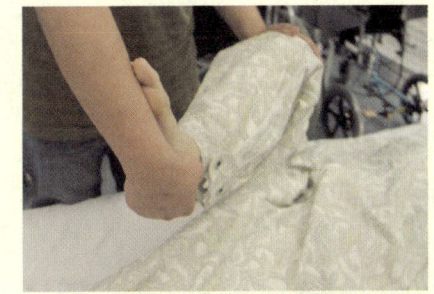

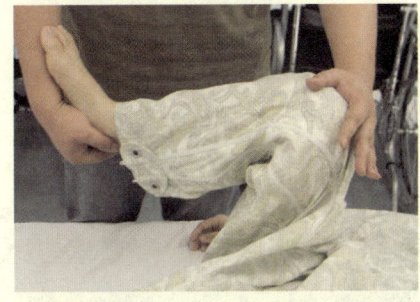
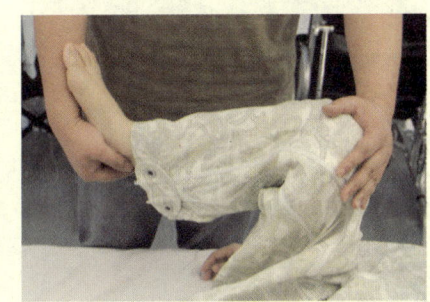

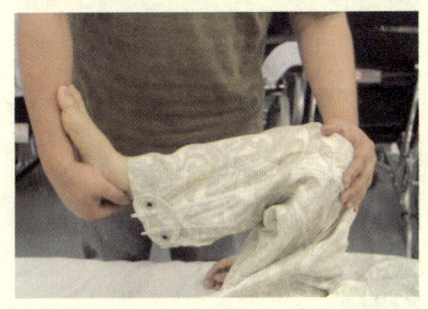
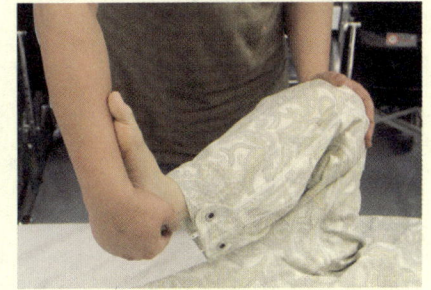

6. 膝关节训练

让病人仰卧于床上,护理员站在床边,指导病人自己做或帮助病人做如下训练。膝关节弯曲、伸展,屈膝、足底着地沿直线伸开;足跟着地、越过另一条腿,足底着地、越过另一条腿;膝关节内扣、屈膝(内收、外旋)。

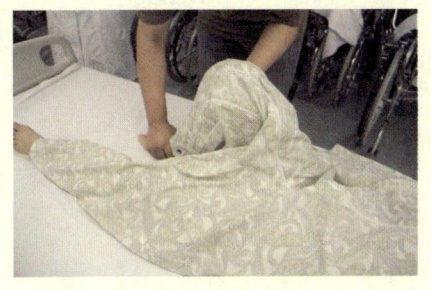

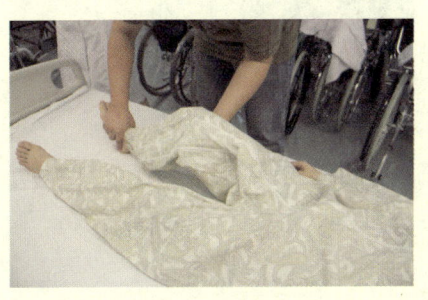
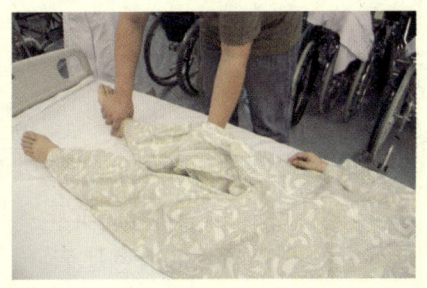

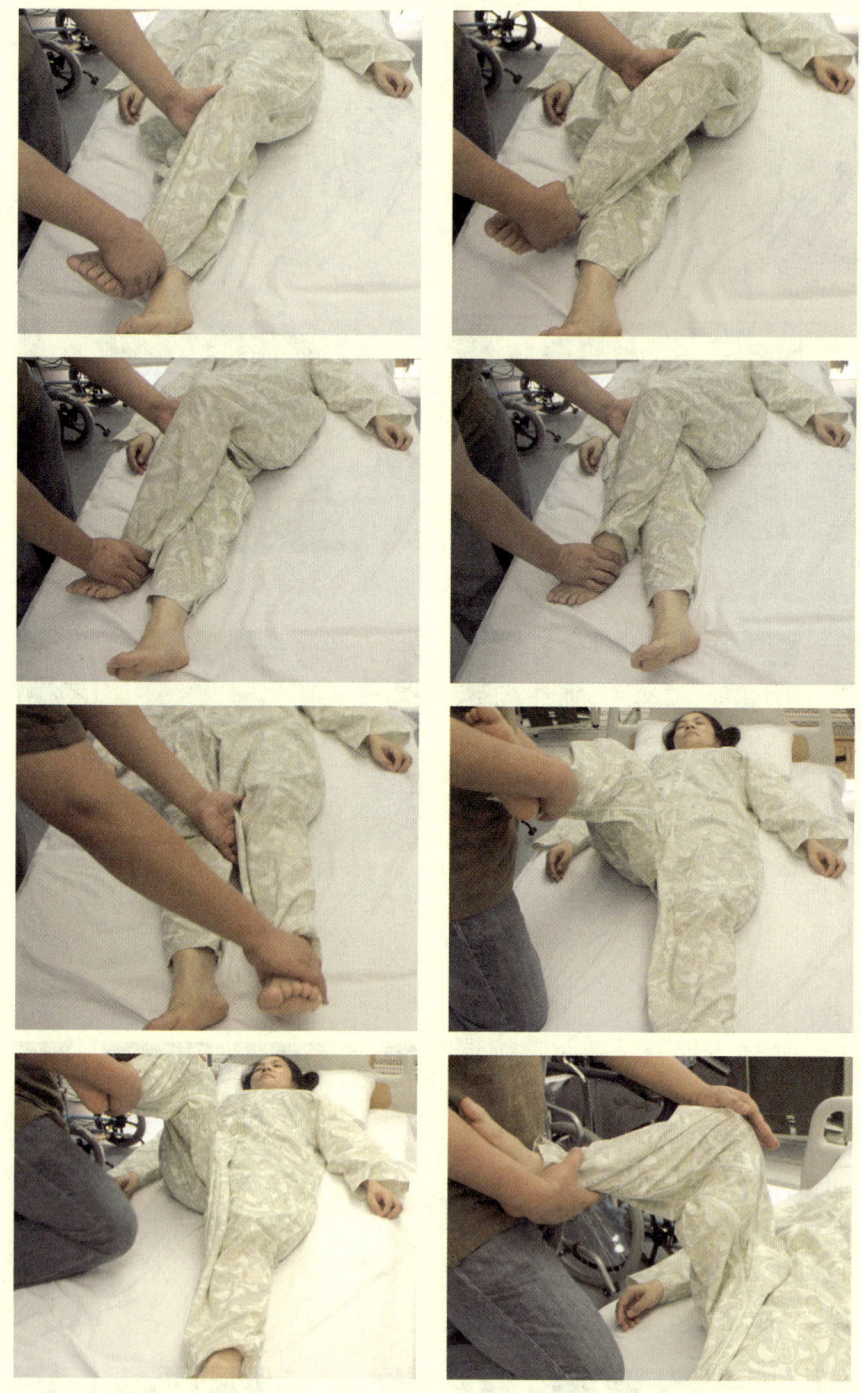

7. 踝关节训练

让病人仰卧于床上，护理员站在床边，指导病人自己做或帮助病人做如下训练。膝关节全屈，足底着地，膝关节向足尖压去；下肢伸直，脚掌向身体方向压去。

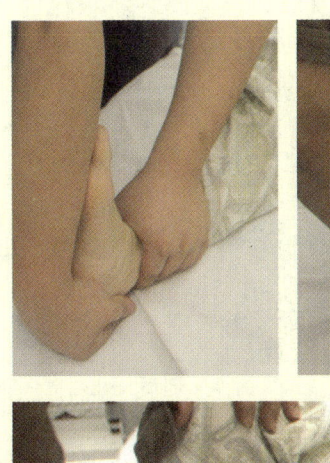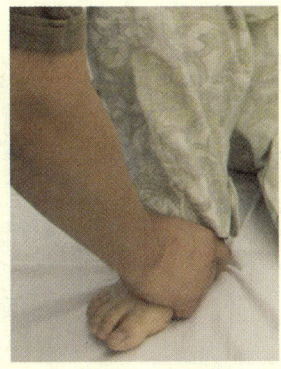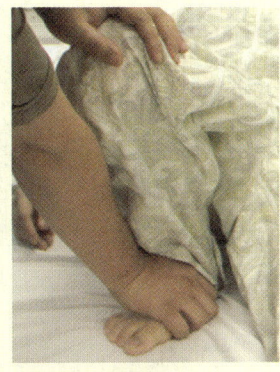
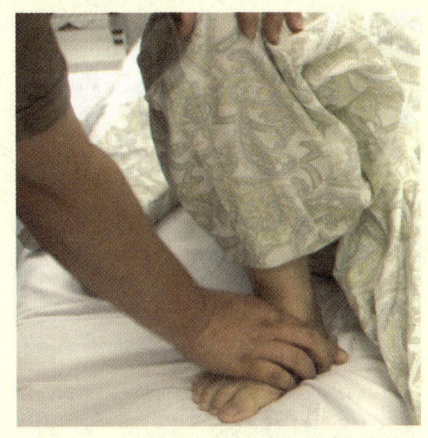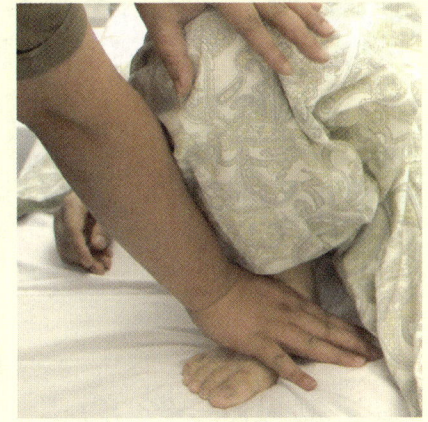

8. 力量训练

护理员站在床边,指导病人自己做或帮助病人做如下训练。

(1)训练臀大肌:病人仰卧于床上,双手十指相扣,上肢前伸,双腿屈膝、夹紧,做双桥式训练。

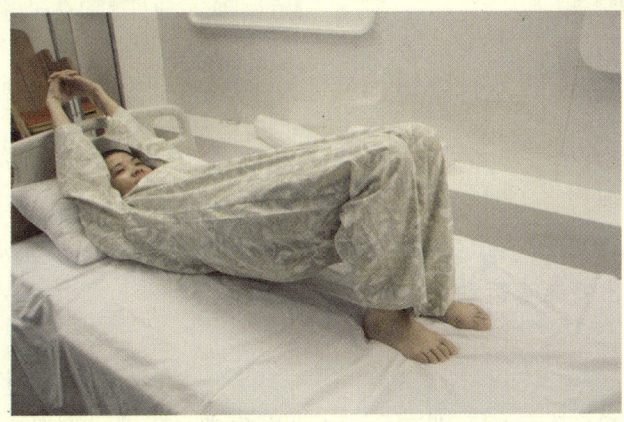

(2)病人取坐位,活动肩关节,肘关节平、靠、伸。患侧上肢、手指伸直,支撑身体,锻炼上肢力量。

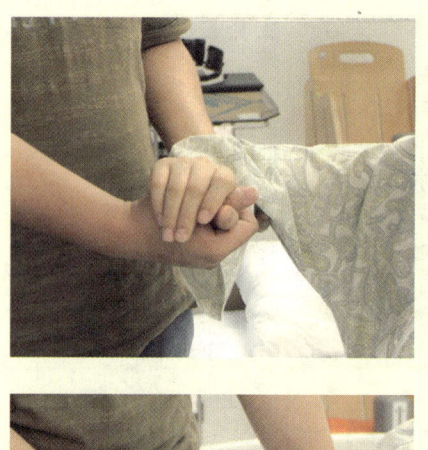 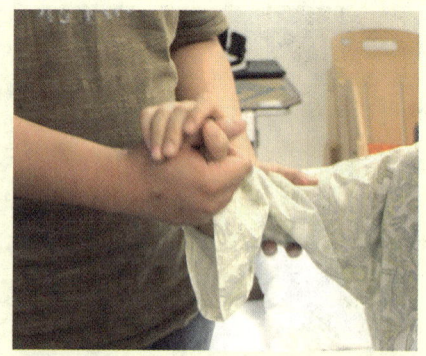

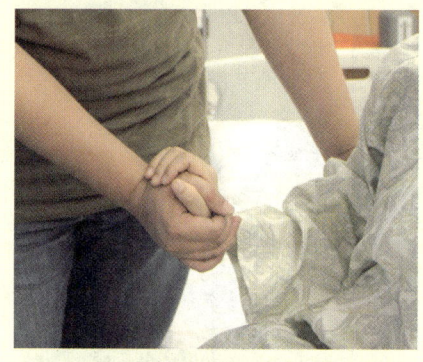 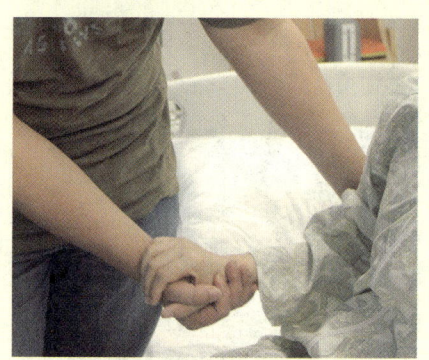

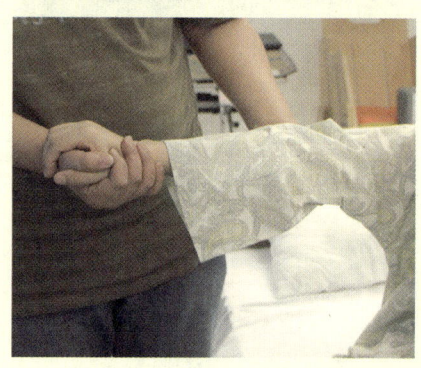 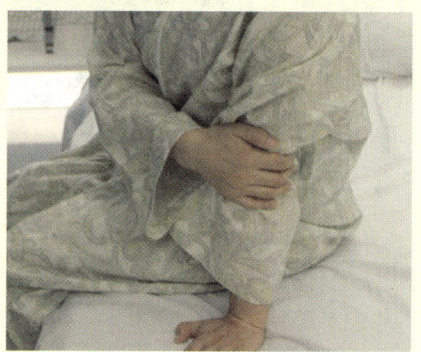

9. 言语功能障碍康复训练

（1）失语症患者可先进行听力理解训练和阅读理解训练，然后逐渐进行语言表达训练和书写训练。

（2）构音障碍患者可先进行松弛训练和呼吸训练，然后进行发音训练、发音器官运动训练和语音训练等。

10. 吞咽障碍的摄食直接训练

摄食直接训练措施即进食时采取的措施，包括以下内容：

（1）体位及姿势

培养良好的进食习惯非常重要，最好定时、定量，病人能坐起来就不要躺着，能到餐桌边就不要在床边进食。但病人如果同时存在口腔阶段及咽腔阶段的功能障碍，进食的体位就应因人因病情而异。

开始训练时，应选择既有代偿作用且又安全的体位。对于不能坐的病人，一般至少取躯干30度仰卧位，头部前屈，麻痹侧肩部以枕头垫起，护理员位于病人的健侧。此时进行训练，食物不易从口中漏出，有利于食团向舌根运送，还可以减少向鼻腔逆流及误咽的危险。

（2）食物的性状和黏稠度

食物的性状应根据病人吞咽障碍的程度及阶段，本着先易后难的原则来选择。容易吞咽的食物特点是密度均匀、黏性适当、不易松散，通过咽部和食管时易变形，且很少在黏膜上残留。此外，还要兼顾食物的色、香、味及温度等。应根据吞咽障碍影响吞咽器官的部位因地制宜地选择适当食物并进行合理配制。

（3）食团在口中位置

进食时，护理员应把食物放在病人口腔最能感觉食物的位置，最好把食物放在健侧舌后部或健侧颊部，这样有利于食物的吞咽。

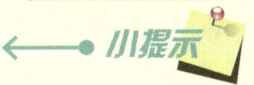

这种做法不仅适合部分或全部舌、颊、口、面部有感觉障碍的病人，也适合所有面舌肌肉力量弱的病人。

（4）一口量及进食速度

一口量，即最适于吞咽的每次摄食入口量。一般正常人每口量为：流质1～20毫升，果冻5～7毫升，糊状食物3～5毫升。对病人进行摄食训练时，如果一口量过多，食物将从口中漏出或引起咽部残留导致误吸；过少，则会因刺激强度不够，难以诱发吞咽反射。因此，进食时一般先以少量试之（流质1～4毫升），然后酌情增加。为减少误吸的危险，应调整合适的进食速度，前一口吞咽完成后再进食下一口，避免两次食物重叠入口的现象。

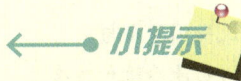

要注意餐具的选择，应采用边缘钝厚、匙柄较长、容量5～10毫升的羹匙，便于准确放置食物及控制每匙食物量。

（5）进食时提醒

进食时提醒以促进病人的吞咽，帮助病人减少吸入的危险。主要有以下五种方法：

1）语言示意。例如，护理员在病人进食时说"吞"，以提醒病人。

2）手势示意。例如，护理员指着自己的嘴唇，以提醒病人在吞咽期保持嘴唇闭紧。

3）身体姿势示意。例如，护理员使用下巴和头的支撑器，以提醒病人保持正确的身体姿势。

4）文字示意。例如，护理员利用文字给病人提供不断的提醒，以预防并发症。

5）食物的味道和温度示意。冷觉可刺激触发吞咽反射，而热的液体可提醒病人慢慢吸吮液体。

（6）进食环境

吞咽困难的病人宜在安静环境下进食，避免分心是非常重要的。在进餐时讲话，会使病人忘记吞咽动作，从而影响吞咽。

（7）进食前后清洁口腔、排痰

进食前后应注意病人口腔与咽部的清洁，能有效预防肺部感染。

口、咽癌病人因放射线治疗破坏了唾液腺，导致唾液分泌不足而口干、口腔溃疡、蛀牙等，对这类病人护理员应用清水或漱口水让其漱口，保持口腔湿润和清洁，以改善上述症状。

对于分泌物异常增多的病人，在进食前护理员需帮助病人清理分泌物，进食过程中如分泌物影响吞咽也需清理，以保持进食过程顺畅。

（8）防误吞训练

为防止吞咽时食物误吸入气管，可结合声门上吞咽法训练，以使在吞咽时声带闭合好后再吞咽，吞咽后紧接咳嗽，可除去残留在咽喉部的食物残渣。

声门上吞咽训练法：指导病人深深吸一口气后闭住气—保持闭气状态，同时进食一口食物—吞咽—呼出一口气后，立即咳嗽—再空吞咽一次—正常呼吸。

这些步骤需先让病人吞口水做练习，如果病人可以在没有食物的情形下能正确遵从上述步骤练习数次，再给予食物练习则比较稳妥。若以上方法不能立即关闭声门，则应反复训练喉肌内收（即闭气）。

11. 认知功能障碍康复训练

认知功能障碍常常给患者的生活和治疗带来许多困难，所以认知训练对患者的全面康复起着极其重要的作用。

技能07：截肢康复护理

截肢是指将没有生命和功能或因局部疾病严重威胁生命的肢体部分截除，其中包括截骨（将肢体截除）和关节离断（从关节分离）两种。

1. 心理护理

对大多数截肢患者来说，由于缺乏心理准备，常表现为震惊、

> 认知训练要与患者的功能活动和解决实际问题的能力紧密配合。

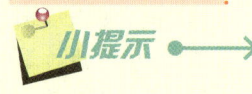

不能接受、自我孤立，不配合甚至拒绝接受治疗。

因此，护理员要加强心理护理，帮助患者重新建立自尊，正视现实，正确认识疾病和自我价值，以积极的态度投入到康复训练中去。同时应预先告知患者，其截肢平面高低将影响美观和术后伤残程度，患肢可能产生新的感觉，并详细介绍康复目标、康复训练计划和方法以及康复所需的大概时间，以取得患者的配合。

2. 保持合理残肢体位

为预防残肢畸形，静止状态时膝下截肢的膝关节应保持伸直位；膝上截肢的髋关节也应保持伸直位，且不要外展，以防髋关节弯曲外展畸形；肘下截肢的肘关节应保持在45度屈曲位。术后应尽早离床，在医护人员的指导下进行关节活动和肌力训练。

3. 术后残端护理

对残端护理时应注意保持局部干燥、清洁。为了减少残端渗出、水肿，促进残端定型和防止残端痛的发生，在术后两周内应实施石膏绷带包扎，待切口愈合拆线后改用弹力绷带软包扎，包扎时应从残肢远端开始斜行向近端包扎。

4. 截肢术后的运动

（1）膝上截肢术后

进行呼吸练习，残肢以髋内收为主进行被动运动；进行俯卧位练习和髋关节主动伸展运动，防止屈曲挛缩；进行躯干和健肢的肌力训练，进行残肢肌肉渐进拉阻性练习。

（2）膝下截肢术后

以股四头肌肌力训练和预防膝关节屈曲挛缩为主，其他同"膝上截肢术后"训练。

（3）双膝上或双膝下截肢术后

除上述训练外，加强双上肢功能训练，为持拐做准备；注意双侧臀中小肌训练和跪位行走平衡功能训练。

（4）穿戴临时假肢

截肢术后应尽早穿戴临时假肢，一般在术后3周内穿戴，并进行穿戴临时假肢方法的训练、站立位平衡训练、迈步训练、步行训练、穿戴永久性假肢后的训练。

（5）避免错误体位

截肢后，需要避免错误体位，如大腿或膝下垫枕、用枕分双肢、外展残肢等，以免影响身体的正常康复。

技能08：慢性阻塞性肺病康复护理

1. 保持和改善呼吸道通畅

患者最好采取坐位或半卧位，这样有利于肺扩张。

（1）指导有效咳嗽

护理员要指导患者进行有效咳嗽。首先深吸气，然后关闭喉头增加气道内压力，再收缩腹肌，同时收缩肋间肌以提高胸腔内压，最后在肺泡内压力明显增高时突然将声门打开，即可将痰液随喷出气流排出。

（2）胸部叩拍

将手掌微曲呈碗口状，在吸气和呼气时叩击患者胸壁，叩拍力可通过胸壁传至气道将支气管壁上的分泌物松解。

（3）体位引流

体位引流是依靠重力作用促使各肺叶或肺段气道分泌物引流排出，适用于神志清醒、体力较好、分泌物较多的老年人。

2. 呼吸训练

（1）放松练习

患者可采取卧、坐、站体位，放松全身肌肉。对不易放松肌肉的患者可以教其放松技术，还可做肌紧张部位节律性摆动或转动，以利于该部肌群的放松。放松练习有利于气急、气短症状的缓解。

（2）腹式呼吸

腹式呼吸是进行慢性阻塞性肺病康复的重要措施。腹式呼吸的关键在于协调膈肌和腹肌在呼吸运动中的活动。

1）呼气时，腹肌收缩帮助膈肌松弛，随腹腔内压增加而上抬，增加呼气潮气量。

2）吸气时，膈肌收缩下降，腹肌松弛，保证最大吸气量。

（3）腹部加压暗示呼吸

呼吸训练时，要尽可能减少肋间肌、辅助呼吸肌的无效劳动，使之保持松弛休息。在卧位或坐位进行，患者用一只手按压在上腹部。呼气时腹部下沉，此时该手再稍加压用力，以使腹内压进一步增高，迫使膈肌上抬；吸气时，上腹部对抗该手压力，将腹部徐徐隆起，该压力既可吸引患者的注意力，同时又可诱导呼吸方向和部位。

（4）缩唇呼吸

缩唇呼吸也称吹笛样呼气法。患者闭嘴经鼻吸气，呼气时将口

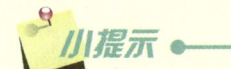

叩拍应沿支气管走向从上往下拍或从下往上拍，叩拍时间为1~5分钟。高龄或皮肤易破损者可用薄毛巾或其他保护物包盖在叩拍部位以保护皮肤。

唇收拢为吹口哨状，使气体缓慢地通过缩窄口形徐徐吹出。吸呼比率为1∶2，呼吸频率＜20次/分钟。

（5）缓慢呼吸

初练者应避免因过多深呼吸而发生过度通气综合征，可每练习3～5次后暂停数分钟，然后再练，如此反复直到完全掌握。

3. 提高活动能力

（1）氧疗

每天持续低流量（小于5升/分钟）吸氧15小时，可改善活动协调性、运动耐力和睡眠。

（2）有氧训练

通常可做最简单的12分钟行走距离测定，了解患者的活动能力。采用亚极量行走和登梯练习，可改善耐力。一开始可先进行5分钟活动，待休息适应后逐渐增加活动时间。当患者能耐受20分钟/次的运动后，即可增加运动量。

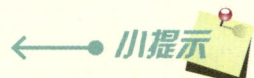

（3）提高上肢活动能力

用体操棒做高度超过肩部各个方向的练习或高过头的上肢套圈练习，还可手持重物（0.5～3千克）做高于肩部的活动，每活动1～2分钟，休息2～3分钟，每日两次。

> **小提示**
>
> 每次运动后心率至少增加20%～30%，并在停止运动5～10分钟后恢复至安静值。

4. 康复教育

（1）呼吸道一般知识，如呼吸道的解剖结构、呼吸肌的功能。

（2）氧气的正确及安全使用，长期低流量吸氧可提高患者的生活质量。

（3）可采用按摩、冷水洗脸、食醋熏蒸、增强体质等方法来预防感冒。

（4）戒烟有助于减少呼吸道黏液分泌，降低感染的危险性，减轻支气管壁的炎症，使支气管扩张剂发挥更有效的作用。

第八单元

临终关怀与护理

- 临终关怀与护理基础知识
- 临终护理技能要求

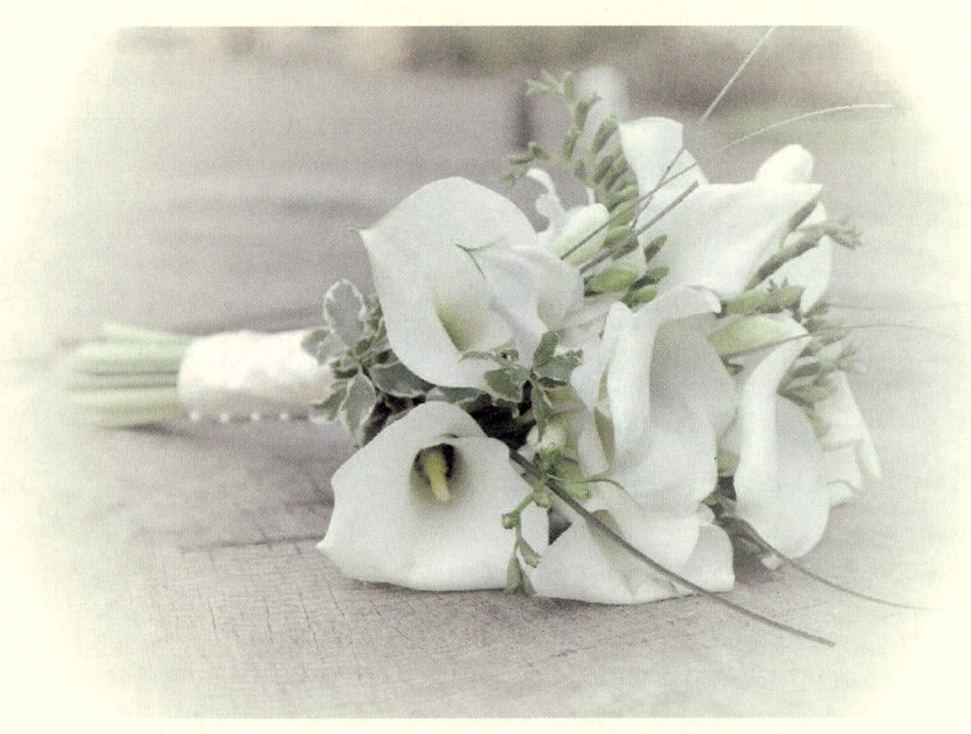

模块一 临终关怀与护理基础知识

知识01：临终关怀的概念和意义

临终关怀又称善终服务、安宁照顾、终末护理、安息护理等，是指由社会各层次，如护工、医生、社会工作者、志愿者以及政府和慈善团体人士等组成的团队向临终患者及其家属提供的包括生理、心理和社会等方面的全面支持和照料。

临终关怀的目的在于提高临终患者的生命质量，使他们能够无痛苦、舒适地走完人生的最后旅途，并使家属的身心得到慰藉。

知识02：临终关怀的对象和理念

1. 临终关怀对象

临终关怀的对象是那些濒临死亡、目前医学救治无望的病人，包括不可逆转的慢性疾病终末期的病人、急症临终病人、晚期癌症患者、4个以上重要器官持续衰竭的高龄久病者、艾滋病人、不可逆转植物人、严重心肺疾病失代偿期患者等。

2. 临终关怀理念

（1）以治愈为主的治疗，以对症为主的照料（适度治疗，护理为主）。

（2）延长生命时间，提高生存质量。

（3）尊重临终病人的尊严和权利。

（4）注重病人及其家属的心理支持。

知识03：临终关怀的内容

（1）临终病人及其家属的需求

临终病人的需求包括生理、心理及社会方面的需求，临终病人家属的需求包括对临终病人的治疗和护理要求、心理需求及为其提供殡葬服务等。

(2)临终病人全面照护

控制疼痛和不适，提供医疗护理、生活护理、心理护理。

(3)临终病人家属的照护

进行心理疏导和提供情感支持，为临终病人提供优质的照护，以减少其家属的心理负担。

(4)死亡教育

帮助临终病人树立正确的生死观，正确对待和接受死亡，消除对死亡的恐惧心理。

(5)临终关怀模式

由于东西方文化背景的不同，导致病人对死亡的态度有很大的差异。中国临终关怀项目应具有中国特色，故探讨适合我国国情的临终关怀模式和特点是临终关怀的重要内容之一。

知识04：临终关怀的基本原则

临终关怀的基本原则如下图所示。

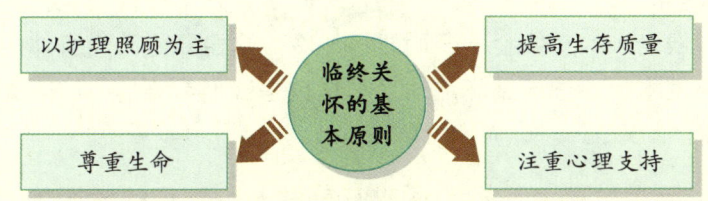

临终关怀的基本原则

1. 以护理照顾为主

不以延长生命为目的，而以减轻身心痛苦为宗旨。对临终病人要采取控制疼痛和不适、缓解心理压力、姑息性治疗护理等措施，护理目标从治疗疾病为主转为对症处理和护理照顾，以提高病人舒适度为主。

2. 尊重生命

护理员应维护并尊重临终病人的尊严与权利，尊重其信仰和习俗。在病人生命最后阶段，个人尊严不应该因生命活力降低而被忽视，个人权利也不可因身体衰竭而被剥夺。

3. 提高生存质量

让临终病人在有限生存时间内感受关怀，满足病人需求，为他们提供优质的临终服务，提高其生存质量。对临终病人和其家属进行生死观教育，消除病人及其家属对死亡的焦虑和恐惧。

4. 注重心理支持

临终病人心理十分复杂，护理员应与临终病人和家属进行有效沟通，对他们进行心理疏导，及时发现需求。让临终病人的亲人（子女、配偶等）陪伴在身边，提供亲情慰藉、情感支持。重视病人微小的愿望，建立温暖的人际关系，保持病人的心态平衡。

知识05：濒临死亡的体征状态

人终有一死，或自然衰老而止，或因意外事故而去。对于自然衰老的老人，在离开人世之前，他们通常都会有一些呼吸、心跳、脸色等各方面的信号。

1. 手脚出现冰凉

很多老人在去世前一段时间，手脚都会开始慢慢地变得冰凉，这个时候老人的身体会十分明显地怕冷。这主要是因为身体内的血液已经基本上不进行循环流动了，这也是我们常见的心脏衰竭的一个表现。

2. 经常说莫名其妙的话或者是做一些奇怪的梦境

有些老人经常说一些莫名其妙的话，比如他觉得自己即将离开，便给家人有意无意地交代各种事情，说一些让人不能理解的话，甚至有些老人似乎在梦境中见到一些早已离开人世的亲人或者朋友。这些情况的发生极有可能是大脑衰老所导致的一种思维混乱。

3. 回光返照现象

通常所说的回光返照，就是有些人在去世之前，身体情况似乎突然变好了，比如能够走动了、胃口变好了、精神变好了，脸上的皱纹也散开了，感觉就像是重新焕发青春一样。

4. 身体上的浮肿消退了

有些老人身体经常有浮肿，在其离开人世之前的一段时间内，这些浮肿有可能就会慢慢消退、消失，而且身体有的部位也会开始

> 还有一些老人甚至是会出现"抓蜻蜓"的现象，就是平躺在床上，手会向着上方抓着什么东西似的。

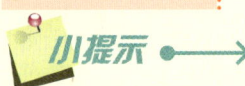

慢慢地干瘪、枯瘦下去。

5. 错骨排气

在即将离开人世的时候，由于身体已经无法支撑骨架的重量，很容易导致错骨情况的发生，驼背、肢体麻痹的人在死后甚至也有可能会伸直。另外，当呼吸中出现吸气困难，主要以出气为主时，也很容易会出现错骨排气的情况。

6. 大便清空

很多老人在濒临死亡的时候，会进行最后一次排便。即便在去世之前不排出来，那么在死后的很短时间内也会尽可能地排解出来，但是也会有一些人出现不排便的情况。

7. 关闭气门

在人离开人世时，喉咙通常会发出轻微的响声，这表明气门已经关闭，也意味着人真正地死去。

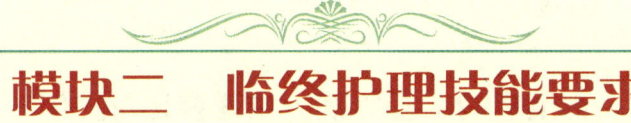

模块二 临终护理技能要求

技能01：临终病房布置

熟悉的环境可以增加个体舒适感，而家庭就是人们最熟悉的环境。为了提高临终病人的舒适感，满足临终病人在生命最后阶段对生活环境的需求，临终病房布置应体现"家庭化"。当然，这里的临终病房布置家庭化主要针对的是在医院的病房。

1. 搞好病房装饰，增加室内色彩

（1）尽量减少医院里"白色"的氛围，多使用带有色彩的面料，多选用暖色，以使人感到温馨和舒适。

（2）墙上贴挂字画，室内摆放鲜花或其他装饰品，鼓励病人摆

放自己喜欢的物品或亲人照片。

（3）临终儿科病房，允许将患儿所喜爱的玩具带到病房。

2. 病房内家具和设备贴近生活

在病房内除了配备床头柜外，还可配备台灯、衣柜、沙发椅和供家属晚间休息用的折叠床等。

3. 病房内设置小型厨房

病房内配备电冰箱和炊具，以方便家属随时为临终病人做饭。临终病人预期生命一般不超过6个月，因此对饮食要求非常特殊，当医院食堂或餐厅不能满足其特殊需求时，家属可以在很大程度上满足他们的特殊需求。

4. 可把家用电器搬来病房使用

必要时可以按照临终病人和家属的愿望，把家用电器搬来病房使用。

5. 设置多功能"活动室"

除了注重对临终病人疼痛等躯体症状的控制和心理疏导外，还应积极鼓励、组织并安排他们参与各种文娱活动，如看电视、下棋、画画、制作手工艺品等。

技能02：临终病人生理变化及护理

1. 循环与呼吸系统

临终病人可出现脉搏减弱或逐渐消失、呼吸困难、点头样或叹气样呼吸、呼吸与呼吸暂停交替出现等循环及呼吸功能衰退的征象。护理员应密切观察病人的生命体征，保持其呼吸道通畅，必要时给予吸氧和吸痰。

2. 消化与泌尿系统

临终病人消化和泌尿系统功能紊乱，表现为呃逆、腹胀、吞咽困难、尿潴留、便秘、大小便失禁等。护理员应尊重和满足病人的需求，为病人调剂好饮食，补充营养，注意口腔护理，做好排泄护理。

3. 感知觉与意识

临终病人周身疼痛不适，视力、语言功能减退，会出现不同程度的意识障碍。此时，护理员应做到以下几点：

（1）注意观察病人的意识状态、疼痛性质、部位、程度和持续时间，协助病人选择最有效的减轻疼痛的方法。

（2）保持环境安静、空气清新，温湿度适宜，照明适当，增加病人安全感。

（3）听力常为最后消失的感觉，护理中应避免在病人周围窃窃私语。

4. 皮肤与黏膜

临终病人躯体循环衰竭，表现为皮肤苍白、湿冷、发绀等，不能自己改变体位，容易发生褥疮。护理员应密切观察病人皮肤、黏膜情况，注意保暖，保持床褥舒适、整洁，勤翻身，预防褥疮的发生。

5. 瞳孔与肌张力

临终病人末期瞳孔散大，对光反应迟钝或消失，肌张力丧失，吞咽困难，大小便失禁，无法维持躯体功能，肢体瘫软，出现希氏面容。护理员应注意观察瞳孔与肌张力等的改变，协助病人维持良好、舒适的体位。

技能03：临终病人心理变化及护理

美国医学博士伊丽莎白·库伯勒·罗斯将身患绝症病人的心理反应分为五个阶段。

1. 否认期

（1）病人心理

当病人得知自己病重将面临死亡时，其心理反应通常是"不，这不会是我，那不是真的"，即极力否认、拒绝接受事实，怀着侥幸心理。"否认"是病人应对突然降临的不幸的一种正常心理防御机制。

（2）护理要点

护理员与病人之间应坦诚沟通、耐心倾听，不必揭穿病人，也不要欺骗病人。注意对病人言语的一致，经常陪伴在病人身旁，让病人感受到护理员的关怀。

2. 愤怒期

（1）病人心理

当对疾病事实无法接受时，病人常表现为生气或愤怒，产生"为什么是我，这不公平"的心理，而且往往将愤怒情绪向家属、朋友、护理员等接近的人发泄，或对医院制度、治疗等方面表示不满。

（2）护理要点

1）充分理解病人的痛苦，正确对待病人发怒、抱怨、不合作的行为，给予病人关爱和宽容，允许病人宣泄他们的情感。

2）注意预防意外事件的发生，并取得家属的配合。

3. 协议期

（1）病人心理

病人愤怒的心理消失，接受了临终事实。为了延长生命，有些病人会做出许多承诺作为交换条件，出现"请让我好起来，我一定……"的心理。病人变得和善，对自己的病情抱有希望，表现出合作、配合治疗的态度。

（2）护理要点

主动关心病人，鼓励其说出内心感受，并给予指导；加强护理，尽量满足病人的要求，使其减轻痛苦。

4. 忧郁期

（1）病人心理

当病人发现身体状况日益恶化，无法阻止死亡来临时，会产生很强烈的失落感，出现悲伤、退缩、忧郁等反应，甚至有轻生念头。有的病人要求与亲朋好友见面，希望有喜欢的人陪伴照顾。

（2）护理要点

尽可能满足病人的要求，给予同情和照顾，允许其用不同的方式宣泄情感，鼓励家属陪伴，并加强安全保护。

5. 接受期

（1）病人心理

在经过一切努力、挣扎之后，病人变得平静，接受了面临死亡的事实。喜欢独处，睡眠时间增加，情感减退，平静等待死亡的到来。

（2）护理要点

帮助病人了却未完成的心愿，提供安静、舒适的环境，尊重病人的选择，保持与病人的沟通，并给予适当支持，使其安详地告别人世。

技能04：临终病人家属安抚及护理

临终病人家属面临着多方面的心理压力，护理员在做好临终病人护理的同时，也要做好临终病人家属的关怀照顾工作。

1. 满足家属照顾病人的需要

让家属陪伴在病人身旁，护理员为其提供必要的信息和指导。

2. 鼓励家属表达情感

护理员要与家属积极沟通，建立良好的关系，取得家属信任，鼓励家属表达内心感受和遇到的困难，容忍和谅解家属的过激言行。

3. 指导家属对病人进行生活照料

鼓励家属参与护理计划的制订和对病人进行生活照料，耐心指导家属掌握照料病人的有关护理技术，使家属在此过程中获得心理慰藉，从而让病人感到温暖的亲情。

4. 协助维持家庭的完整性

协助家属在医院环境中营造家庭生活氛围，如共同进餐等，维持家庭的完整性。

5. 满足家属生理、心理和社会方面的需求

护理员要关心、理解家属，帮助其解决实际困难，合理安排家属陪伴临终病人期间的生活。

技能05：晚期癌症老人的临终护理

为晚期癌症老年病人提供生理、心理及社会方面的全身照护，是为晚期癌症老人在生命的最后阶段实现他们最迫切的要求。通过实施人性化的护理，减轻晚期癌症老人的身心痛苦，使其在比较安宁、较少遗憾的心理中走完人生最后的旅途。

1. 舒适护理

保持环境舒适是对晚期癌症病人极其重要的护理措施，尽量把病人安排在单人房，保持病室安静、整洁，阳光适宜，空气新鲜。晚期癌症病人肌肉张力减退，周围循环衰竭及体温升高，在这种情况下应及时做好局部皮肤清洁，及时更换衣服，保持床褥清洁、干燥，体位舒适。定时协助病人翻身，预防褥疮发生。对不能自理者做好口腔护理，每日两次，注意检查老人口腔有无溃疡、霉菌感染等，并及时对症处理。

2. 吸氧、止痛

晚期癌症病人身体衰弱，各器官功能衰竭，出现呼吸困难时应吸氧以减轻痛苦，流量以每分钟2～4升为宜。晚期癌症病人由于病情恶化，疼痛会逐渐加重，护理员应用病人自述与医护评价相结合的方法评价疼痛，采用擦背、按摩分散其注意力，不要过分控制或使用镇痛药或麻醉剂，视疼痛程度给予适当剂量，尽量减少疼痛对病人的折磨，使病人能够较舒适地度过最后的日子。

3. 饮食护理

由于晚期癌症病人胃肠蠕动功能逐渐减弱，饮食减退，应给予高热量、高蛋白、少量或多餐流质饮食为宜，避免进食后出现腹胀、恶心、呕吐或疼痛等不适。如病人进食少，应及时补充营养和液体，以维持水电解质及酸碱平衡，使病人感到舒适，防止虚脱、感染等并发症。

4. 心理护理

晚期癌症病人常有绝望的心情、对生活的依恋、对家庭事务和未来的安排，很希望在临终前做好圆满安排，同时他们又感到无力应对所面临的实际情况而感到被压抑的恐惧、忧虑、烦躁。护理员更应多接触病人，耐心解释和听取病人的诉说，关心病人，给予病人精神上的安慰。积极创造一种能消除病人恐惧心理的良好气氛，解除病人心理痛苦，让病人以积极、乐观的态度对待自己有限的生命，使老人心理上有所准备，精神上有所寄托，让他们以最大的能力处理事情，使原有的恐惧、焦虑和最大的痛苦消失，尽可能使他们平静、安详地离开人世。

5. 对家属的指导

除完成护理外，更应加强对家属的指导，教会他们如何关心自己的亲人。让家属通过自己的实际行动为病人解除痛苦，使他们感到心理上的满足，帮助病人解决家庭及社会问题，提高病人的生存质量。

6. 观察病情变化

经常巡视病人，严密观察其神志、脉搏、呼吸、血压等变化，及时发现病人的不适，做好有效的护理。如出现各种反射逐渐消失，肌张力减退，呼吸困难，呈陈-施氏呼吸、颜面口唇、四肢末梢紫绀，脉搏细弱、血压测不到时，病人临近死亡，应及时报告医生，按医嘱给予科学合理的处理。准确记录临终病人的病情，为提高护理质量保留重要的资料。

技能06：尸体的护理

尸体护理的目的是保持尸体清洁、姿势良好，以维持良好的尸体外观，使尸体易于辨认，使家属得到安慰，减轻哀痛。

1. 准备工作

（1）环境：安静、肃穆，必要时用屏风遮挡。

（2）用物：治疗盘内备血管钳、剪刀、尸衣裤、尸单、填好的尸体识别卡3张、别针3枚、不脱脂棉适量、梳子、绷带、大单等，另需备平车、脸盆、毛巾等。有伤口者应准备敷料，必要时备隔离衣和手套、屏风等。

（3）护理员：衣帽整洁，洗手，戴口罩、手套。

2. 操作步骤

（1）洗手、戴口罩，填写尸体识别卡。

（2）备齐用物携至床旁，避免多次进出病房而引起家属的不安，向家属解释并劝其离开。

（3）病房内用屏风遮挡，可保护逝者的隐私和避免影响同病室其他病人的情绪。

（4）撤去一切治疗用物（如输液管、氧气管、导尿管等），将床放平，使尸体仰卧，头下置一枕头，可防止面部瘀血变色。

（5）取出棉胎，用被套遮盖尸体，减少暴露。

（6）洗脸，闭合口、眼。若眼睑不能闭合，可用热毛巾湿敷或于上眼睑下垫少许棉花，使上眼睑下垂闭合；嘴不能闭紧者，轻揉下颌或用四头带托起下颌。

（7）有义齿者代为装上，可避免脸形的改变，使脸部稍显丰满，维持良好的外观。

（8）用血管钳夹取棉花填塞口、鼻、耳。

（9）脱去衣裤，用热水依次擦净上肢、胸、腹、背部和下肢，如有胶布痕迹，用松节油擦净。

（10）有伤口者更换敷料，有引流管者应拔出引流管，缝合伤口或用蝶形胶布封闭并包扎。

（11）用血管钳夹取棉花填塞肛门、阴道等孔道，防止体液外溢，注意棉花不得外露。

（12）将一张尸体识别卡系在尸体右手腕部，穿上尸衣裤，为逝者梳头。

（13）用尸单包裹尸体，尸单上下两角遮盖头部和脚，再用左右两角把尸体包严。

（14）用绷带在胸部、腰部、踝部固定牢固，将第二张尸体识别卡系在逝者腰前的尸单上，便于尸体运送及识别。

（15）移尸体于平车上，盖上大单，送往太平间。

（16）处理床单位。

（17）整理病历，完成各项记录。

（18）整理病人遗物并交予家属。若家属不在，应由两人清点后，列出清单交医院护士长保管。

3. 注意事项

（1）尸体护理应在医生开出死亡证明、家属同意后立即进行，以防尸僵。

（2）做尸体护理时，态度要严肃认真，尊重逝者。维护尸体隐私权，不可暴露尸体，并安置于自然体位。

（3）传染病人尸体按隔离原则进行护理。

技能07：丧亲者的护理

丧亲者是指死者的直系亲属。根据安格乐理论，丧亲者心理反应可分为冲击与怀疑期、逐渐承认期、恢复常态期、克服失落感期、理想化期、恢复期六个阶段。

影响丧亲者心理调适的因素是多方面的，如丧亲者对死者的依赖程度，死者病程长短、年龄大小、宗教信仰，失去亲人后的生活改变，亲朋好友的支持等。护理员应充分理解丧亲者的感受，给予必要的支持与安抚。

（1）认真做好尸体护理。体现对逝者的尊重，对生者的抚慰。尸体护理充分体现人道主义精神，尊重逝者，这是对丧亲者极大的安慰。

（2）心理疏导与精神支持。鼓励家属宣泄情感，鼓励丧亲者之间互相安慰。认真倾听其诉说，及时耐心疏导，使其得到精神上的支持与安抚。

（3）尽量满足丧亲者需求。提供生活指导、建议，对无法实现的要求，要耐心劝慰。争取社会各方面支持，帮助解决实际问题。

（4）鼓励多参加社会活动，建立新的社会关系和培养新的兴趣爱好。

（5）对丧亲者进行随访。护理员可通过信件、电话、访视等对死者家属进行追踪随访，给予必要的鼓励和支持。